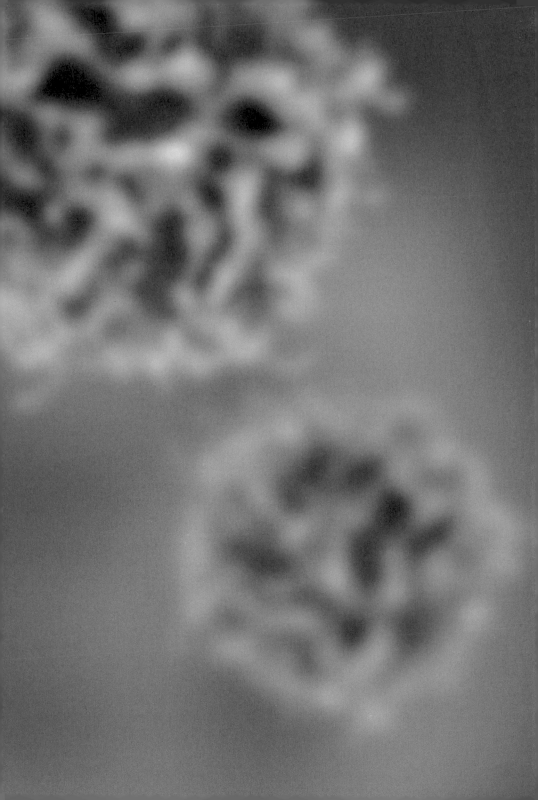

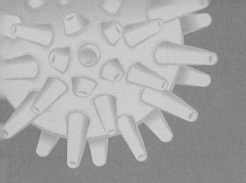

皰疹

最新治療法

蕭悧悧 ——— 著

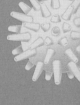

晨星出版

　　在日本開業皮膚科已三十年。開業十五年後開始施用診間「2 分鐘細胞學快速檢查」診斷病人的皮膚狀況，這些診斷經過和珍貴病例於十年前，經由合記圖書出版社編排了筆者自己的第一本醫學參考書。

　　這本醫療參考書裡指出了一些曾經被診斷為異位性皮膚炎的皰疹病患。事實上全球約有 20% 的人口都曾受到這個狀況困擾，在人生某個階段中持續受到這種又癢又痛，且又不易完全治癒的皮膚病影響，且其中又以乳幼兒，孩童居多。

　　回想在我取得了台灣及日本醫師執照，前往日本九州熊本大學開始皮膚專科醫學研習時，曾讀過一部小說，一對年輕夫妻的愛情結晶出生兩個月就出現反覆不已的皮膚病，久而久之，每日下班回家，面對嬰兒及妻子，都變成丈夫最大的痛苦。

　　這種痛苦也讓我在開業的前十五年感到相當大的壓力，面對每天焦心詢問的母親們，以及傳入耳中揪心不已的那句「難道我的小孩一輩子就這樣全身抓

癢傷口遍布嗎？」那時候雖已盡力，但仍無言以對。

　　相比從前，現在每天的診療工作則非常有成就感。因爲開始使用細胞學檢查診治病人，在現行治療加上抗病毒藥物後，病人的快速痊癒成爲我工作的最佳獎賞。

　　非常感謝方便的網路通訊，還記得 1985 年研讀博士班之時，一週得花上一天的時間到圖書館查找文獻、拷貝才能得知全球最新的研究趨勢。現在只要利用網路，晚間坐在電腦前就可以繼續鑽研自己不足的醫學新知，讓我這十年來能有效率地繼續整理皰疹病毒相關的各種皮膚疾病，並得以加入皰疹病毒的抗體、過敏體質 IgE 抗體及發炎指數等數據之統計，並在分析後上網發表。

　　這些研究也在近年有了成果，自 2016 年院內開始利用聚合酶連鎖反應（PCR）確定了和各種皮膚疾病有關的皰疹病毒，分別是潛伏於約占全球人口 90% 及 60% 的帶狀皰疹病毒和單純皰疹病毒。同時也發

現了這兩種皰疹病毒再活性化時，會因為個體的年齡、免疫力的不同而以不同之臨床表徵呈現出來，換言之幾乎所有的皮膚科病人都需要細胞學檢查。

但令人失望的是各國的皮膚科醫學會還沒有特別注意到皰疹病毒和皮膚疾病直接的相關性，也沒有鼓勵細胞學檢查。

直到去年（2020 年）在一直以為自己是孤軍奮戰而不敢停歇的行醫生涯裡，醫界終於傳來了令人振奮的消息。日本皮膚科醫學會已向健保局提出細胞學檢查（Tzanck test）的醫療技術再評價且於去年獲准，明示並鼓勵皮膚科專門醫科，對懷疑罹患皰疹病毒相關疾病、天疱瘡的患者們，利用細胞學檢查來減少誤診，並節省醫療資源，

另外，去年九月英國醫師會編著的英國醫學期刊（British Medical Journal, BMJ）把我列入他們的審核員之一。要我負責「皰疹病毒相關疾病投稿」的審核。通常這些審核員都是大學的教授或者是研究機構

的研究員，對某領域著作等身或有著獨到的見解。之所以延請一位已離開大學三十年的開業醫師，也正表示醫界雖然十分重視皰疹病毒，但目前對其相關檢查與診療的權威醫師、教授人數還很少！

日本皮膚科及英國醫學會的重視也讓我感到肩負更重要的任務，因此鞭策自己在退休之前能讓大家了解患者眾多的皰疹病毒相關疾病，如何快速、清楚地診治。

二十一世紀以來，各科（尤其是神經內科）醫師們陸續發表皰疹病毒和失智症、重大血管疾病的相關性，並積極確定其治療方法。非常幸運地，皮膚科不僅診斷方便而且治療效果也最容易確認。近十年來筆者已確定了早期用抗病毒藥物治療皮膚疾病不僅可以直接讓皮膚保持年輕，更可以間接地減少失智症及重大血管疾病。

最後要感謝十年前就向我諮詢，並經常討論、提供許多個人經驗的好朋友熱心介紹晨星出版社，才能

完成這本和我們的生活息息相關的科普書。這本新書
除了整併 2 分鐘細胞學檢查的例證，也將加入許多醫
界對皰疹病毒的最新研究知識，為全球每位正面對皰
疹病毒侵擾的患者，或是治療皰疹病症的醫護人員獻
上一份心力。

日本東京澀谷國際皮膚科醫院院長

蕭悧悧

CONTENTS　目錄

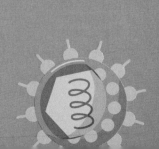

第一章

不可不知的
皰疹病毒

歐美及日本有很多研究報告已經證實水痘帶狀皰疹病毒可以經過胎盤進入胎兒體內，幸好祖先代代相傳下來的水痘帶狀皰疹病毒抗體，也會經由胎盤進入胎兒保護嬰兒，然而這也表示每個人身上都潛伏著不同程度的皰疹病毒。

　　根據二〇一七年健保申報資料統計，全國感染帶狀病毒皰疹的患者約有二十四萬人。二〇一八年衛福部更公布，自十二月起放寬全身性抗皰疹病毒藥物，這些數據與措施在在提醒你我都需要認識這個潛伏在你我身上的病毒，從而在病發於微時及早治療。

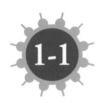 ## 為什麼我們要認識皰疹病毒？

　　人類皰疹病毒不僅只有典型單純皰疹及帶狀皰疹，也藏在至今大家都認為是原因不明的疾病當中，如異位性皮膚炎的病變。因此，我們隨時有可能遭遇人類皰疹病毒。

　　大家有時會看到，有些人嘴唇周圍或口角有水皰，也許連自己也都曾經驗過。

　　很多人會告訴你：「你得到皰疹啦！沒關係我們有抵抗力啦！」確實，經過七天後，大部分就自己結痂脫落，所以很少人會因為所謂的「典型單純皰疹病毒再發」去醫院檢查並接受治療。

另外，到目前為止，在教科書上記載的帶狀皰疹，只會發生在罹患過全身性水痘及接受過水痘預防注射的人，而且一生大多只有一次，只有正在接受癌症治療的病人會因為免疫力極端地下降，一而再、再而三的罹患帶狀皰疹。

　　由此可知，因典型的單純皰疹及水痘帶狀皰疹病毒發病而來醫院求診的，可能在一百個皮膚科病人中只有三、四個。那為什麼要這麼鄭重其事地寫這麼一大本書來紀錄皰疹病毒引致之疾病呢？

　　根據統計，我們人類未接受預防注射的人有百分之七十以上，從二〇〇〇年後有接受預防注射的世代則有百分之九十五保有水痘帶狀皰疹病毒抗體❶，另外百分之六十以上的人保有單純皰疹病毒 IgG 抗體。這些統計數據表示相當多人有皰疹病毒潛伏。但是生物科學家們及皮膚科醫師們都一直找不到，是什麼樣的臨床症狀讓那麼高比例的人保有抗體，而且隨著年齡逐漸升高。答案就在本書中！目前為止，教科書上，醫學文獻上都還沒有登載，事實上大多數的皮膚科的病人呈現的臨床症狀就是皰疹病毒造成的。

　　而所謂「典型」或「非典型」皰疹，更精確地說，是指「典型」或「非典型」表現的皰疹症狀，並非說它們就是不同類型的皰疹病毒，它們其實都是同樣的皰疹病毒在侵入人體後，因個人體質不一而引起的不同反應。

---

❶ 2008. Varicella prevention in the United States: a review of successes and challenges. Mona Marin, H Cody Meissner, Jane F Seward. Pediatrics. Sep. 122(3):744-51.

「典型」的皰疹症狀基本上維持紅疹、水皰、潰瘍、癒合的四部曲，症狀持續可能長達二至三週，同時可能附加全身疲勞、肌肉痠疼、倦怠感、頭痛嗜睡、輕微發燒、胃口變差等全身症狀，有些類似感冒，但這也是大部分病毒感染病的共同反應。

　　至於「非典型」的皰疹症狀則是「林林總總」、「五花八門」，很不容易診斷，最讓醫師頭疼，許多我們遇過因皮膚疾病反覆發作而長期就診的病例，多是這類型況，因為醫師難以在這種各式各樣的「非典型」表徵中迅速確診，許多時候只能根據徵狀進行治標而不治本的療程，下面所介紹的幾個病例，就是因為皰疹病毒再發時沒有早期診斷早期治療的「非典型皰疹病毒病狀」，故而更使得病情加劇。

不同年齡層易罹患的皮膚疾病

 幼兒期
- 乳兒濕疹
- 慢性皮膚炎
- 水疣
- 疣贅

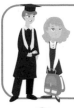 **青春期**
- 青春痘

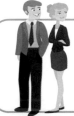 **壯年期**
- 疣贅
- 帶狀皰疹
- 急性皮膚炎

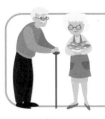 **老人期**
- 帶狀皰疹
- 急、慢性皮膚炎
- 水皰症

是經常舔嘴唇引起的發炎，也可能是單純皰疹

　　患者四年前開始在臉上有乾燥性皮膚炎，經 Quick Tzanck Test, 2 分鐘細胞學檢查（後續簡稱 QTT）診斷出和皰疹病毒感染有關，之後使用抗病毒藥物、迅速得到改善。這次突然三天前因為口唇及其周圍的皮膚炎相當嚴重、如果沒有注意到左鼻孔的小水皰，診斷出是單純皰疹感染引致，就有可能診斷為舐唇唇炎、失去早期診斷、早期康復的機會。

　　如果沒有診斷出來，因為搔癢而不時舐唇，常會引起親子關係不良、慢性遷延中發生色素沉澱。

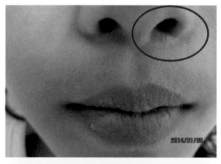

治療前
三天前突然在口唇及其周圍出現廣範圍的皮膚炎，左鼻孔的小水皰診斷出皰疹病毒再發。

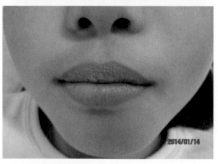

治療後 8 日

因按摩油而引發的皰疹再發

這位二十五歲女性，八年前因軀體出現有癢性角化性丘疹而開始在本診所追蹤，發病時併發四肢和臉部的皮膚炎。經使用抗過敏藥物和局部類固醇治療，皮疹漸漸地被治癒。

從五年前開始，她屢次為了兩手的有癢性水皰及角化性落屑斑塊接受診治。這些病灶出得快，並伴隨蕁麻疹，通常在她工作時使用按摩油後出現。當水皰變大且皮膚癢加劇時，使用包括抗過敏藥、局部類固醇及類固醇內服治療。

三年異位性皮膚炎治療，加上五年因按摩油引致接觸型皮膚炎的診療過程裡，這位病人的皮膚炎狀況反覆復發，後經由 QTT 細胞檢查診斷出皰疹病毒感染，在使用抗病毒藥物後，病人發疹迅速改善，而按摩油可能只是引發皰疹病毒感染再發的一項誘因。

這個病例告訴我們，如果皮膚炎伴隨水皰或膿疱，診斷是否有皰疹病毒感染是非常重要的。假如因不適當的治療，皮疹變為慢性、可能發生過度角化。

很幸運地，即使經過八年，濕疹樣病變包括過度角化，用抗病毒藥物治療仍然有效。因此，治療潛在性皰疹病毒感染從不嫌晚。

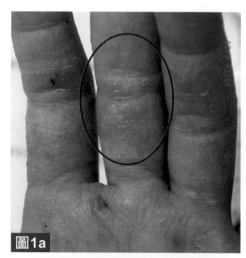

圖 1a　來醫院時她的左手有許多過度角化斑塊和脫屑後的表皮萎縮。在她的左手中指長出一群大小不一的水皰（圓圈處）。

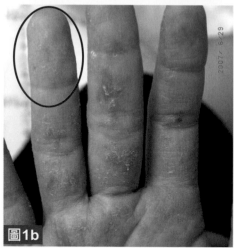

圖 1b　她的右手同樣有過度角化斑塊和因脫屑導至的表皮萎縮。在她無名指遠端指部可見較深的水皰（圓圈處）。

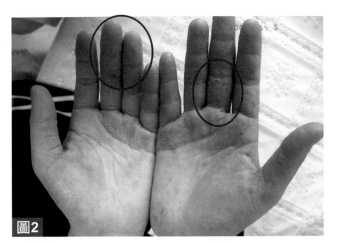

圖2　因為細胞診檢查陽性、一般主婦濕疹的治療加上抗病毒藥四天後，她的雙手過度角化斑塊和表皮萎縮情形改善許多，正常皮膚增加了。左手中指的水皰脫屑後只剩下輕度的過角化。在右手無名指深層水皰幾乎都已脫屑而治癒。

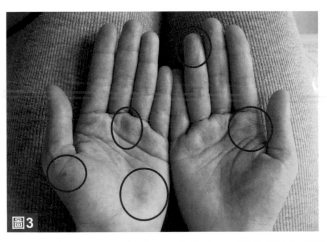

圖3　完全治癒三個月後病人又來門診。兩週前開始左手邊至少有有三群，右手邊有二群水皰夾雜一些膿皰（圓圈處）。

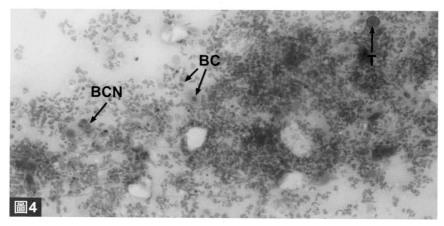

圖4 2分鐘細胞學檢查病毒感染氣球細胞（balloon cell, BC），氣球細胞群（balloon cell nest, BCN）外，並觀察到有大細胞核和厚細胞膜 (T) 的病毒感染細胞。

這次發作明顯較輕微，使用抗病毒藥物一週便治癒。

嬰幼兒出生後四個月到七歲出現的各種皮膚症狀

　　病患出生後四個月即被診斷為異位性皮膚炎，四歲以後經細胞學診斷，開始使用抗病毒藥物，效果良好，自七歲起十年內沒有再復發。

　　這位男孩原本使用局部類固醇、抗過敏藥物和抗生素治療皮膚炎。直到四歲，大約一年發作三次，反應似乎不錯。經過一個療程的阿昔洛韋（acyclovir）治療後，皮疹便很少發作。三年間亦沒有大發作。這個病例證實抗病毒藥物能有效減少病毒感染細胞。雖然這次發作，從圖 3a、圖 3b 的 QTT 鏡檢仍可見一些氣球細胞（balloon cell, BC）、氣球細胞群（balloon cell nest, BCN），而從圖 4 可知抗病毒藥物效果很快。

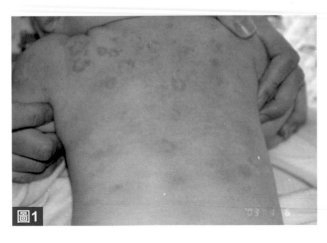

圖1

圖 1　1 歲時在他的背部可見許多大小不同會癢的紅斑。

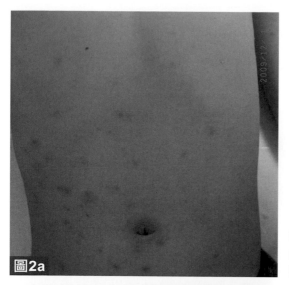

圖 2a　7 歲時在他的下胸腹部可見許多被紅斑所圍繞的膿疱，病灶有大有小。

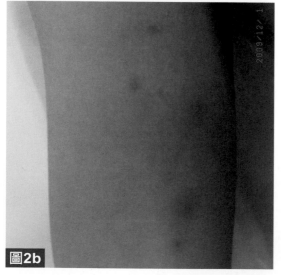

圖 2b　在右上臂的內側亦可見同類型的膿疱。

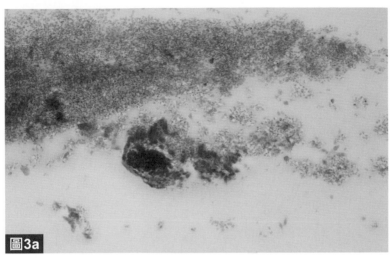

圖3a

圖3a 從膿疱做 QTT 鏡檢，在低倍鏡下可見一些大的氣球細胞群及氣球細胞散落在緻密的發炎浸潤中。

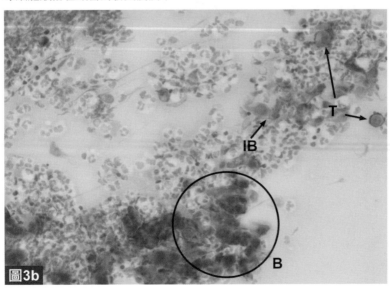

圖3b

圖3b 在高倍鏡下，可見有厚細胞膜 (T) 的氣球細胞和排成如帶狀般氣球細胞群 (B)〈圓圈處〉，有一氣球細胞核內可見嗜伊紅性核內封入體 EIB (IB).。

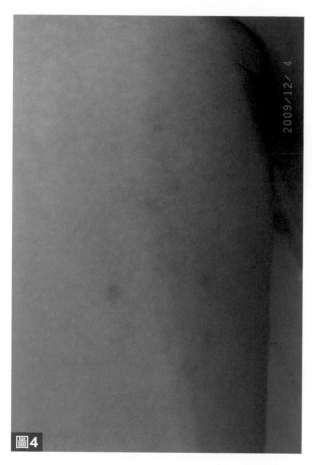

圖4

2009／12／4

圖4　3日後右上臂內
側膿疱亦改善很多。

擴散到全身的皮疹

　　這位四歲的男孩在一個星期前左手食指長出一個很痛的膿皰，但卻擱置了一個星期沒有處理。兩天前突然發燒至三十八度，但依然沒有到醫院求診。

　　發燒後大腿到腳背，以及上臂到手背都突然長出很多紅色、發癢，且先端有水皰的小丘疹，因此到本院求診。由手上的膿皰及右手背丘疹的 QTT 檢查都是陽性，因此處方抗病毒藥物及抗過敏藥物給病人。

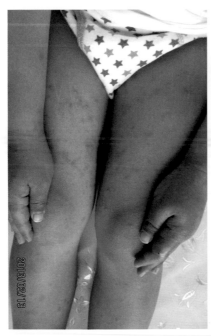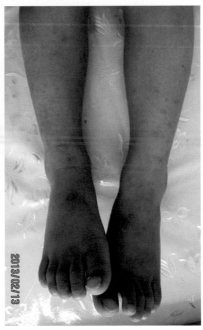

治療前

隔日回診時已不再發燒，且搔癢及皮疹已經開始消退，治療第五天後幾乎痊癒。本案例證明同一個病人於不同時期發生的不同皮疹，同樣可以 QTT 找出皮疹的起因。如果結果顯示都是因為皰疹病毒引起的，就可期待以相同的方式治療全身皮疹而產生效用。

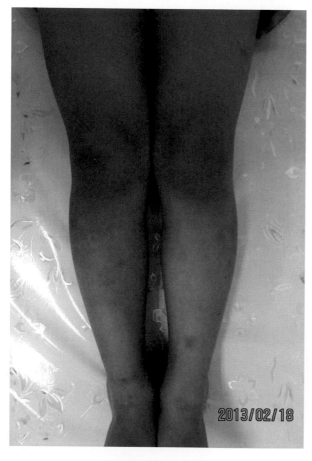

治療 5 日後

三兄弟的小疹子

　　這位九歲男孩二天前的早上，發現他的右手臂又腫又癢又痛，而且中央有很多小水皰出現。他的兩個弟弟都曾有經過診斷治療後康復的皰疹病毒罹病史。

　　從小水皰取樣的 QTT 檢查看到有氣球細胞（圓圈），所以也開立抗病毒藥物及抗過敏藥物。

　　病人服用第二天後腫脹跟疼痛就消失，水皰也乾涸呈現非常好的效果。

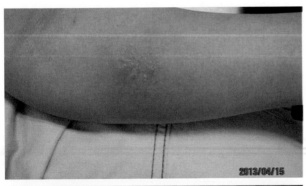

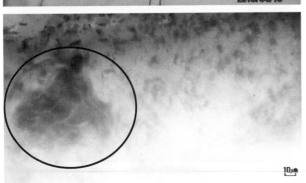

治療前
這位九歲男孩二天前突然在左上肢長出許多又癢又痛的水皰而且伴隨嚴重的紅腫。

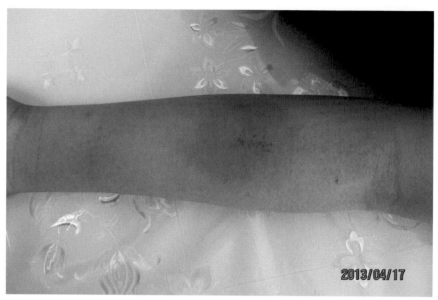

2013/04/17

治療後
治療 2 日後水皰及紅腫迅速消退。

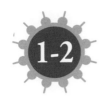

1-2　皰疹病毒會引發哪些常見疾病？

　　本書的主角是人類罹病率最高的人類皰疹病毒第一、第二跟第三類型（Human herpesvirus, HHV-1,2,3）。

　　HHV-1 及 HHV-2，一般稱為單純皰疹病毒。過去曾將兩者依照發生部位分類：HHV-1 是發生於顏面、口唇；HHV-2 是發生於外陰部。現在已不如此區分，因為 HHV-1 越來越多。

　　單純皰疹病毒所引發的疾病取決於病患年齡、宿主免疫狀態、侵犯部位。

　　HHV-1、HHV-2 常引發的疾病其臨床表徵如下：

- 急性皰疹性齦口炎
- 急性皰疹性咽喉扁桃腺炎
- 皰疹性口唇炎
- 皰疹性指端化膿
- 生殖器皰疹：原發性、復發性或無症狀感染
- 發生次發性細菌或黴菌感染
- 眼部感染
- 皮膚感染可呈現數種臨床表徵：1. 在異位性皮膚炎上呈現卡波西氏水痘樣疹和皰疹性濕疹。2. 多形性紅斑 minor（輕微多形性紅斑）。

- 臟器感染：猛爆性單純皰疹肝炎、食道炎、間質性肺炎、膀胱炎、關節炎、腦膜炎和腦炎。臟器感染通常來自於病毒血症，有時發生在免疫機能似乎是正常的宿主身上。
- 生殖器皰疹和懷孕：新生兒單純皰疹約百分之五十是因母親在生產前第一次得到單純皰疹；約百分之三是因母親有生殖器皰疹。
- 新生兒單純皰疹疾病

HHV-3 則是皰疹病毒第三類型，會引致**水痘**及帶狀**皰疹**。

水痘是由頭部、臉部、擴散到軀幹四肢約 3mm 大小的**水皰**，第一次感染這種病毒時會造成全身性的小水皰也就是水痘，患者通常會出現發燒和稍癢的紅疹，紅疹大概於五天內陸續出現，最初出現於頭部，然後向顏面、軀幹和四肢散布。這些紅疹先是扁平，及後形成突起的豆狀小水皰，小水皰維持約三到四天，然後變乾、結痂。患者通常約於二到四星期內痊癒。

水痘痊癒後病毒便會潛伏在神經節內，當身體的免疫力降低時這些病毒便會活化增殖而形成帶狀皰疹。台灣自西元二○○四年實施全國的免費嬰兒水痘疫苗注射以來，除非是在母親對水痘的免疫力降低無法產生足夠的抗體來保護嬰兒，現在發生水痘的病人已經不常見。

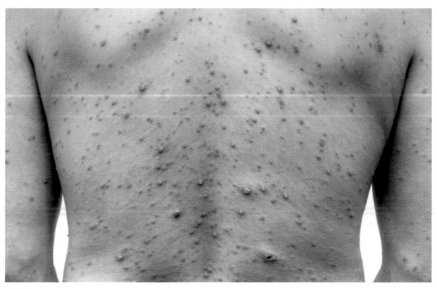

水痘

帶狀皰疹通常都分布在身體單側的特定部位。除了正在
接受化學或者放射線治療的病人以外，通常不會發生像水痘
一般的散布性水皰。到目前為止，在教科書上記載，只會發
生在罹患過全身性水痘及接受過水痘預防注射的人，而且一
生大多只有一次。除非是正在接受癌症治療的病人會因為免
疫力極端的下降，才會一而再、再而三的罹患帶狀皰疹。

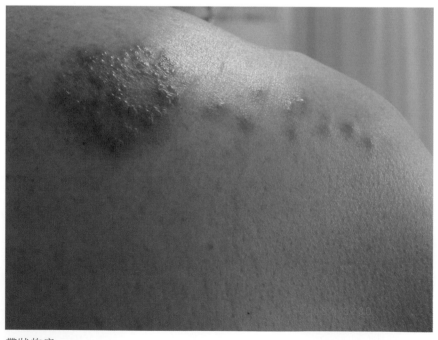

帶狀皰疹

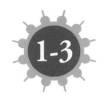

1-3 如何診斷皰疹病毒引發的這些常見疾病？

世界各地在過去數十年來，帶狀皰疹及單純皰疹病毒感染盛行，使它成為主要公共衛生議題之一，再加上皰疹病毒常常會引致皮膚發炎、刺痛、紅腫等徵狀，易令人誤以為是單純的皮膚發炎，從而自行買藥處理，錯過了最佳的早期治療，因此若遇到皮膚的外觀有變化並伴隨紅、腫、癢、痛時，仍應盡速就醫診察，以免延誤病情。

目前有數種實驗室研究方法，能幫助診斷人類皰疹病毒感染：

- **病毒組織培養**：查看是否有因病毒感染及增殖引致細胞脹大而成為氣球細胞，進而細胞死亡，是診斷皰疹病毒感染最好的方法。然而組織培養的成功有賴於操作者，且須經四十八小時培養，再使用免疫螢光染色法來辨識帶狀皰疹、單純皰疹病毒第一型和第二型。

- **Tzanck 染色法**：如發現有多核巨細胞和有嗜伊紅性核內包涵體之氣球細胞，即可判定為陽性。其特點為花費時間少、讓醫師易診斷皮膚皰疹病毒感染。

  當病灶可能併發二次性細菌或黴菌感染時，皮膚病理切片後的各種組織染色法，可提供更多病理組織學的證據。

- **使用聚合酶連鎖反應（PCR）來檢測人類皰疹病毒**

DNA，如同今年發生的新冠肺炎一樣。對於帶狀皰疹和單純皰疹引致之腦炎和腦膜炎、血管疾病，PCR 是一種快速、非侵入性的診斷工具。它也是偵測無症狀病毒散播者的有效方法。

- **直接螢光抗原法（DFA）**：這個步驟需要二到三小時，可分辨是由帶狀皰疹、單純皰疹病毒第一型或第二型引起的。

- **影像學研究**：帶狀皰疹和單純皰疹引致之腦炎和腦膜炎、血管疾病有時範圍廣泛需要用斷層攝影及磁振造影來檢查腦部、神經系。

- **發病後複數抗體檢測**（可顯示原發性感染後血清 IgG 抗體轉陽性）：可幫助病人了解自己是原發性（有症狀，沒有抗體）、復發性（有症狀，有抗體）、或無症狀感染（沒有症狀，有抗體）。

上述方式，以血清中的 IgG 抗體的有無及其高低是臨床上最簡便也是最廣泛被應用的。敝院到現在為止已經累積了一萬人以上的 IgG 抗體的資料。皮膚科醫生可以用 QTT 及病人的臨床症狀來綜合診斷病人應該如何治療但是充其量能夠看到的是現階段的情況。

至於病人過去曾經有多少次的復發大多忠實地以抗體的高低表示出來。大多數的病人看到他的結果尤其是數據高的病人會嚇一跳。因為只要皰疹病毒復發，就算沒有任何症狀也會引起體內 IgG 抗體的增加。

敝院的資料也和其他醫學報告相吻合，年紀越大皰疹病毒 IgG 就越高。

根據醫學統計報告有百分之五的人沒有帶狀皰疹 IgG 抗體。而罹患過典型的單純皰疹的病人其單純皰疹 IgG 抗體大約都在三十歲以後才會出現。終其一生有百分之三十的病人無法產生單純皰疹 IgG 抗體。

大家一定會很擔心這些病人是不是就注定一輩子沒有抵抗力呢？事實上因為帶狀皰疹病毒和單純皰疹病毒和你我一樣只是相貌性格有一點點不同，但是基本構造非常類似，因此帶狀皰疹病毒抗體也能幫助我們對單純皰疹有抵抗力。常常檢查的結果會看到一邊數據相當高的時候另外一種抗體的數據就比較低。病人在服用抗病毒藥物，情況恢復正常後血清抗體的數據如果偏高就表示他需要特別注意，因為這位病人的體內潛伏的皰疹病毒比較高。如果過勞，沒有充分的睡眠，緊張過度的時候皰疹病毒就不僅發生在皮膚也有可能會令神經系統、血管、肌肉在不知不覺中產生發炎反應，而引起各種疾病。

防止帶狀皰疹及單純皰疹傳染最好的方法是避免接觸宿主（通常是無症狀）的唾液或生殖器分泌物。這對於性伴侶、父母和小孩之間是很困難的，唯有早期診斷和治療，才是減少帶狀皰疹及單純皰疹感染盛行最重要的方法。

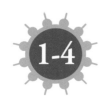 **1-4 過度疲勞與壓力會引起皰疹嗎？**

　　每個人身上都潛伏不同程度的皰疹病毒。在歐美及日本有很多研究報告，特別是最近已經證實水痘帶狀皰疹病毒可以經過胎盤進入胎兒。相同地，祖先代代相傳下來的水痘帶狀皰疹病毒抗體，也會經由胎盤進入胎兒保護嬰兒。另外，細胞診告訴我們，非典型皰疹引致的皮膚病，是因為個體已經有對抗皰疹病毒的抵抗力時發生的。

　　如果我們沒有精神上的壓力、睡眠不足或者過分勞累及其他疾病時，我們的免疫力會慢慢地去除這些皰疹感染細胞。但是當我們有精神上的壓力，睡眠不足或者過分勞累及發生其他疾病時，皰疹病毒就趁機在我們的細胞核裡面製造自己的後代，引起單純皰疹的復發、造成嘴唇或嘴角的水皰及疼痛、痛到無法工作的帶狀皰疹。如果個體已有對付皰疹病毒的能力時，就會在皮膚發生免疫反應，出現和異位性皮膚炎類似、無法分辨的皮疹。

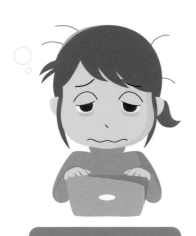

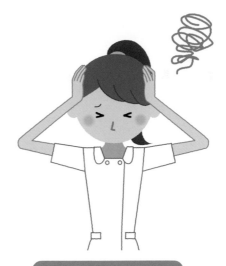

睡眠不足　　　　　精神壓力

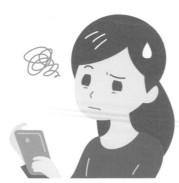

過分勞累

潛伏的皰疹病毒復發

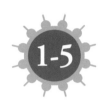

1-5　戰勝皰疹，凍齡抗老！

　　以單純皰疹為代表的皰疹病毒生活史，幫助我確定要如何治療皮膚病的病人，更找到證據證明抗病毒藥物治療能幫助大家抗老凍齡、健康順利的增長歲數，讓大家永遠比自己的真正年齡還要年輕。

　　一般人可能有經驗：過了人生最忙的成家立業、養兒育女階段後，就像這位非常漂亮的五十歲女性，五、六年前在不知不覺中發現自己的肌膚出了變化（如右眼的下方（圓圈）及眉毛（圓圈）出現可以用手摸到的小突起）。

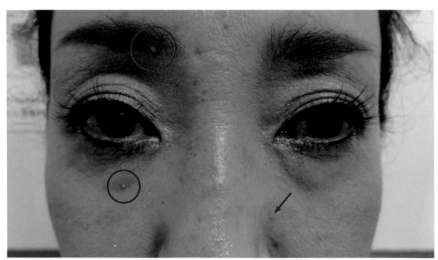

右眼的眉毛（圓圈）及下方（圓圈）的疣贅；鼻樑左邊（箭頭）有一個比毛細孔稍微大一點的紅色丘疹。

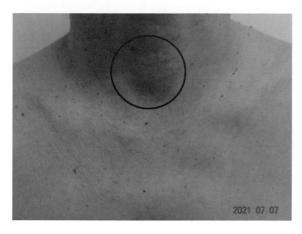

脖子中央伴隨激癢的紅斑
（圓圈）

　　這幾年來她悄悄地試過改變化妝品、保養品及各種傳說的美容方法都無法停止這些小突起，特別是在脖子區域不斷增加。一個星期前突然在脖子的中央出現紅斑（圓圈）而且非常癢。

　　除了這些和皰疹病毒非常相似的疣贅病毒所引起的小疣贅以外，在她的鼻樑左邊（箭頭）有一個比毛細孔稍微大一點的紅色丘疹，經 QTT 確定這些是皰疹病毒引起的。

　　教科書上記載的液態氮的冷凍治療雖然可以慢慢使這些小突起在治療後慢慢乾涸，並在第四次治療的時候以手術用的小剪刀剪掉這些小突起，但是紅色丘疹及紅斑就必須要使用抗病毒藥物及類固醇外用藥。治療三天後，鼻樑左邊的紅色丘疹已消失，右眼眉毛及右眼下方的疣贅也小一些。效果明顯、表情也柔和許多。

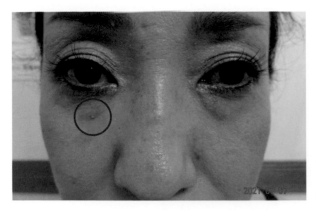

鼻樑左邊的紅色丘疹已
消失，右眼眉毛及下方
的疣贅（圓圈）也小一
些。

　　上述案例若未儘速治療的話，就會產生如下述病例相同
的結果。

　　這位病人是在三週前發現有會癢的紅色斑塊由她的臉頰、
眼皮發展到顏面的大部分，斑塊上有少數小水皰（圓圈），
而且皮膚越來越厚，雖然已服用醫生處方的抗過敏藥仍然情
況越來越嚴重。

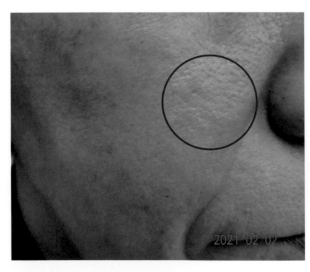

會癢的紅色斑塊由臉
頰、眼皮擴展到顏面的
大部分，斑塊上有少數
小水皰（圓圈）。

開始抗病毒療法四天後右眼皮的斑塊漸漸扁平，紅斑如我預期中的消失，但在眉毛下方又出現了引起這個皮膚炎的疣贅（圓圈）。

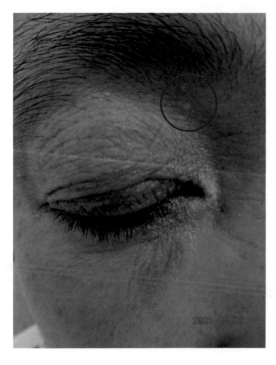

治療四天後右眼皮的斑塊漸漸扁平，紅斑消失眉毛下方出現了疣贅（圓圈）。

　　除了右臉頰的小水皰經過 QQT 確定有皰疹病毒的感染細胞以外，左眼外側的嚴重紅斑中間還有一個疣贅（圓圈）。大約再經過兩個禮拜的治療，病人的皮膚恢復正常，完成了療程。

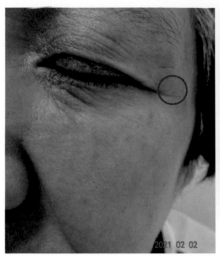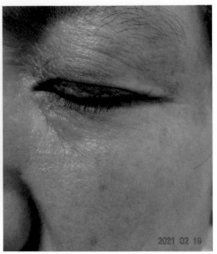

治療 17 天後病人的皮膚紅斑、小突起消失、恢復正常，完成了治療。

　　為什麼用抗病毒藥物同時也可以治療疣贅呢？那是因為皰疹病毒和引起疣贅的人類乳頭腫病毒（HPV）同是 DNA 病毒。在電子顯微鏡下皰疹病毒只比 HPV 多了一層可以幫助皰疹病毒進入細胞的外膜。

　　每個人都希望自己能夠永遠保持年輕時的面貌及皮膚彈性，但肌膚常會因紫外線的照射而老化，因為紫外線會破壞皮膚細胞的遺傳子。現代人室內工作居多，而且有各式各樣的防曬膏可以減少紫外線引起的傷害，發生皮膚癌的機會比五十年前的人少很多。

　　但上述兩個病例讓我們知道，除卻紫外線的外在環境因素，存在我們皮膚深層的病毒感染細胞，其所引起的發炎反應也會讓我們的皮膚慢慢衰老。

第二位病患在三週內增加了很多皺紋，那正是因發炎反應破壞肌膚彈性纖維所導致的皺紋增加而呈現老態。大家可以看到經過治療後皮膚的皺紋減少，彈性也恢復了。如果這時再不及時治療，不僅皺紋會迅速增加，紅斑更會轉為黑斑，肌膚情況將愈趨惡化。

　　除此外，我們更要注意到另一個深刻的問題，即是造成這些臉上的小突起、紅色丘疹以及會癢的皮膚炎的病毒，若轉移至腦內，當病毒感染細胞不斷堆積，便易造成我們的認知功能失調，也就是失智症的發端。

　　這也是我一直強調 QQT 篩檢的重要性，當能夠在徵狀早期便快速確診，及早使用抗病毒藥物搭配其他的輔助治療，不僅可以保持皮膚表面的年輕，還可以減少堆積於末梢神經周圍的皰疹病毒感染細胞，同時也透過服用抗病毒藥物，減少中樞神經的皰疹病毒感染細胞，降低罹患失智症的機會。

　　這些常在頸部、臉上長出的疣贅、脂肪堆積及黑斑，以往多在五十歲後才出現，然而今日三十幾歲就發生的病人也漸漸地多了。這些小小的疣贅、皮膚發紅，或者黑斑的情況都可在一段時間的治療後恢復平滑正常的皮膚，但病變若放置太久，除了拉長治療時間，也容易留下一些痕跡。

　　本院也對這類狀況研發了促進皮膚快速恢復的各種保養品，特別是成功地研發了較維生素 C 及輔酶 Q10 二者 6000 倍及 800 倍功效的蝦紅素高濃度美容液。除了能去除活性酸素並能防止這些小突起的再出現。

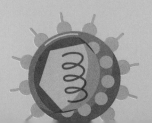

第二章

如何臨床診斷
與檢查

在日常生活中，因爲感染皰疹病毒而產生的疾病有許多許多，可是常因爲症狀輕微，或是沒有明顯水皰產生，加上皰疹病毒具有不必治療自己就會好的自限性（self-limitation），所以許多人被感染了都沒有察覺。

常見症狀明顯的皰疹病毒，可分爲二種：帶狀皰疹病毒（Varicellar Zoster Virus：VZV）及單純皰疹病毒（Herpes Simplex Virus：HSV）。

不管是何種皰疹病毒所引起的症狀，我們都可以透過快速且有效的「2分鐘細胞學檢查」（QTT）採樣並診斷。

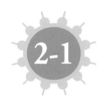

2-1　帶狀皰疹與單純皰疹有什麼差別？

• 帶狀皰疹

帶狀皰疹是在接近脊髓、由脊髓出來的神經節後的周圍神經主幹發生了帶狀皰疹病毒的增殖，因此從主幹沿著神經直到末梢神經都因發炎引起神經破壞、嚴重的地方會在皮膚形成數個有水皰的斑塊。通常這種典型的帶狀皰疹不會常常復發。根據報告指出，免疫系統正常的人通常一輩子只發病一次。

• 單純皰疹

　　單純皰疹,則是在接近皮膚的末梢神經周圍的許旺細胞內單純皰疹病毒增殖。會常常在同一範圍復發。由於病灶的範圍比較小所以使用的抗病毒藥物也比帶狀皰疹劑量小,且所需要的日數也比較短。病人通常不會感覺到很深刻的疼痛或者搔癢等症狀。

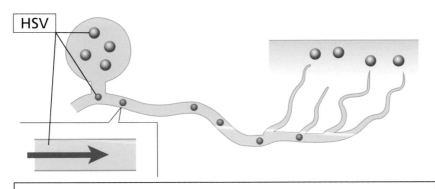

HSV 是沿著神經纖維向下至末梢神經增殖而形成的病變

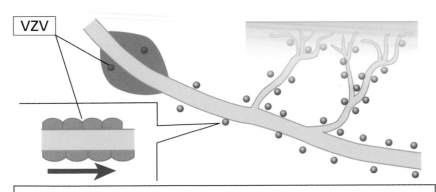

VZV 是從神經纖維束向下,沿著神經支配領域增殖,形成帶狀皰疹的症狀。

↑人類單純皰疹病毒(HSV)與帶狀皰疹病毒(VZV)感染方式的差異

單純皰疹是在神經纖維的末梢病毒增殖擴散到表皮；帶狀皰疹則是神經纖維由主幹到分枝都有大範圍帶狀皰疹病毒的增殖，因此會沿著神經支配領域出現多個皰疹斑塊。

	帶狀皰疹	單純皰疹
病原	接近脊髓的神經主幹	末梢神經
病因	帶狀皰疹病毒增殖	許旺細胞內單純皰疹病毒增殖
復發狀況	不常復發 通常一輩子只發病一次	常常同一範圍復發

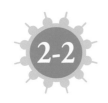

2-2 關鍵的早期診斷：2分鐘細胞學檢查（QTT）

目前診查皰疹病症最快速且有效的判斷方式，就是使用 2 分鐘細胞學檢查。

如果皮膚的某一個神經領域突然出現伴隨疼痛的紅斑時，請不要自己診斷爲接觸性皮膚炎或蚊蟲咬傷。因爲蚊蟲咬傷非常地癢，而帶狀皰疹是以疼痛爲主要臨床表徵的皮膚病。

帶狀皰疹的臨床經過及其臨床表徵非常明顯，因此如果是典型的病變，通常不需要特殊檢查就可以開始在皮膚科接受治療，然而有時初期病灶較小，無法診斷，幸好筆者的診所在十五年前就開始了 2 分鐘細胞學檢查，只要在皮膚表面有毛囊大的小突起就可以取樣，從而得到皰疹病毒增殖感染的細胞學證據，讓早期確診的病人病情不再惡化，早日康復。

之所以稱之爲「2 分鐘細胞學檢查」（QTT：Quick Tzanck Test）正是因爲該檢查方法 2 分鐘就可在診察室看到結果。它是一種非侵襲性、簡單，且只需花 2 分鐘的檢查。過程不需沖洗，因此幾乎可保留病灶的上皮和水皰內的細胞。

「2 分鐘細胞學檢查」染色和一般病理染色有類似的特徵，且可精確的判讀眞皮神經網絡和毛囊上皮的細胞學變化，這種變化通常發生在皰疹病灶的早期。即使是新生兒和小孩也可以使用 2 分鐘細胞學檢查，因曾診斷出四週大嬰兒的痤

瘡樣皮疹是皰疹病毒感染，方能給予局部抗病毒藥物治療後，使病灶痊癒。在後續的各章節中，將介紹各種年齡病患的不同皮膚部位上發生的各樣式臨床表徵（水皰、膿疱、痤瘡樣皮疹、標靶病灶和乾癬樣病灶）及使用抗病毒藥物後的有效臨床反應的圖譜記錄。

補充　2 分鐘細胞學檢查的抹片製作程序

1. 找出病變的水皰、膿疱、漿液型丘疹、糜爛或鱗狀皮屑。
2. 用細鑷子取下標本，包括上皮層和水皰內容物。
3. 把標本用鑷子重複溫柔地輕拍，使其分布在載玻片上。
4. 滴入足夠的改良型 Giemsa 染色溶液，覆蓋於標本上。
5. 置放蓋玻片於標本上。
6. 用面紙吸附過多的染液。
7. 至少靜置兩分鐘後，就用光學顯微鏡觀察標本。

找出病變 ＞ 取下標本 ＞ 置於載玻片 ＞ 滴入 Giemsa ＞ 置放蓋玻片 ＞ 排除多餘染液 ＞ 靜置兩分鐘後觀察

2 分鐘細胞學檢查（QTT）程序圖

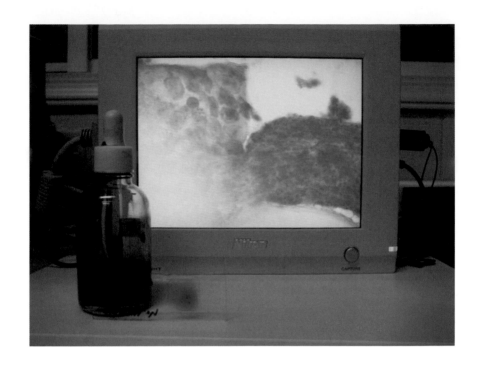

　　在照片裡面我們會先看到的是改良型 Giemsa 染色溶液。它是由 Giemsa solution、isopropanol 和 propylene glycol 以 2：1：1 比例泡製而成，可以保存半年。放在其右邊的是三片於載玻片上的已染色組織標本，可以在光學顯微鏡觀察。螢幕上顯示的是病變的檢查結果。

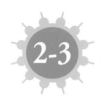 **2-3 感染帶狀皰疹應該看哪一科？**

　　帶狀皰疹是潛伏於皮膚深部神經周圍的許旺細胞（Schwann Cells）以及神經細胞內的皰疹病毒，因為沒有受到應有的抑制，開始增殖而成。發病前幾天，身體單側會先有皮膚疼痛、刺癢、痠麻、灼熱的初期症狀，也可能出現疲倦、頭痛等症狀。接著，在皮膚疼痛的部位會長出群聚的小水皰，一到二天內充滿組織液的水皰會增加。大約三天以後會變成化膿皰化膿，七到十天左右會漸漸乾掉、結痂、脫皮。

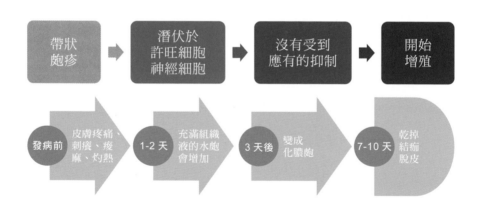

　　由於有超過百分之五十的帶狀皰疹是生長在皮膚上，因此一般人會優先考慮找皮膚科的醫生。不過，在最初期只有神經痛、沒有發生水皰的時候，病人會去神經內科、骨科，甚至有因腹痛而到腸胃內科去求診者。

另外，近年來報告有百分之四十的帶狀皰疹只會呈現身體某部分的疼痛，而沒有波及皮膚之病人，稱之爲「無皮疹的帶狀皰疹」（zoster sine herpete）。這種「無皮疹的帶狀皰疹」在皮膚上沒有症狀，造成了診斷的困難。在醫學史上，這種情況是由一位皮膚科醫師瑋柏（Dr. Frederick Parked Weber）在一九一六年發現。瑋柏行醫五十年，寫了一千二百篇論文及二十三冊的醫學書。根據他的觀察，在醫學文獻上記錄，沿著同一條脊髓神經領域發生的疼痛就應該要想到是帶狀皰疹，而皮膚沒有水皰的帶狀皰疹再發，不只會發生神經痛、更會引起運動神經麻痺。因此，顏面神經麻痺（Bell's palsy）的病人很多是因爲帶狀皰疹引起的。事實上，帶狀皰疹病毒的抗病毒藥是在一九九〇年以後才上市，一百年以前的大教授診斷出來也只能給病人保養劑，要病人好好休息、照顧傷口。與之相比，生活在現代的我們，實在幸福多了。

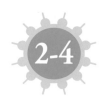

2-4　如何區別水痘與帶狀皰疹？

　　人類皰疹病毒的第三類型（HHV-3）除了會在嬰兒時期引起全身性水皰的水痘以外，還會引致台灣俗稱「皮蛇」的帶狀皰疹。由於台灣自西元二〇〇四年實施全國的免費嬰兒水痘疫苗注射，除非是在母親對水痘的免疫力降低，無法產生足夠的抗體來保護嬰兒，否則現在已經不常有這類全身散布性的水皰。

　　另外，帶狀皰疹通常都分布在身體單側的特定部位，除非是正在接受化學或者放射線治療的病人，通常不會發生像水痘一般的散布性水皰。這是因為我們的身體把皰疹病毒向周圍神經的末端移動，以及將皰疹病毒感染細胞集中至某個神經節，以減少其對個體的傷害。因此，有正常免疫力的人通常只會發現在身體的一邊、嚴重時會擴大到二個連續的皮節，但不會有兩邊同時發生的情況。不過，有先天免疫不足的病人，或者因為需要抑制免疫力的藥物來治療本身疾病的人，就有可能發生「皮蛇繞身」。換言之，有這些病症的帶狀皰疹病人痊癒以後要檢查免疫系統是否健全、尤其是自然殺傷細胞是否不足。

　　帶狀皰疹發病前幾天，身體單側會先有皮膚疼痛、刺癢、痠麻、灼熱的初期症狀，也可能出現疲倦、頭痛的症狀。接著，在皮膚疼痛的部位會長出群聚的紅疹，且在一到二天內

變成充滿淋巴液的水皰，約莫三天以後會化膿，七到十天左右會漸漸乾掉、結痂、脫落。整個病程通常在二到四週後才會痊癒，有可能留下疤痕及色素沉澱。

水痘

- 散布性水皰
- 2004年後皆有疫苗注射

皮蛇

- 身體單側先有
- 有各種初期症狀

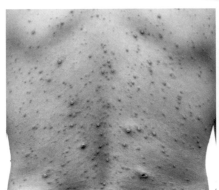

水痘

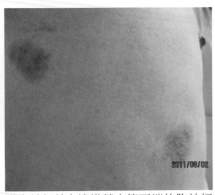

發生於軀幹右邊沿著皮節兩端的胸神經帶狀皰疹（皮蛇）

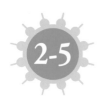

帶狀皰疹發病皮膚會疼痛嗎？

　　帶狀皰疹，是潛伏在脊髓後根的神經節內的帶狀皰疹病毒由於免疫系統無法抑制，或突然發生大量的病毒增殖，所以造成感覺神經細胞及保護神經纖維的許旺細胞破壞引起局部的神經源性炎症而產生疼痛。

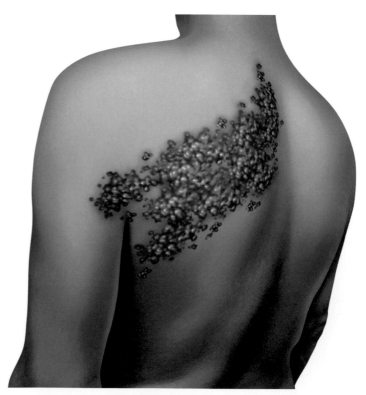

由潛伏在脊髓後根的神經節內的帶狀皰疹病毒增殖引起。

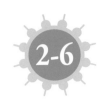

2-6 男性生殖器皰疹

　　典型的生殖器皰疹病毒，是以外陰部發生水皰及疼痛小傷口爲臨床表徵。由於一九四七年贊克醫師（Dr.Tzanck） 發明的細胞學檢查現在已經不太使用了，所以通常醫生只用臨床發生經過及臨床症狀來診斷。事實上，要正確診斷最簡單最快速的方法是使用 QTT。

　　另外，反覆發生水皰或傷口的病人，其免疫細胞會製造 IgG 抗體，有抗體的人呈現出來的病徵和平常的皮膚炎症狀無法區別，因此有病人就會因此而被診斷成接觸性皮膚炎、慢性濕疹，更嚴重時，會因爲沒有服用抗病毒藥物而漸漸由外陰部擴散到其他的部位，甚至被當成異位性皮膚炎來治療。

　　男性生殖器皰疹，是發生在男性生殖器上的水皰及皮膚糜爛。男性朋友比較容易發生如梅毒、淋病、下疳等因細菌引起的性病，梅毒可以在顯微鏡下看到螺旋菌，也可以檢查血液看是否有抗體，甚至現在已經可以直接由患部取樣，用基因檢測來檢查是不是有梅毒菌。

　　另外，淋病和下疳也是需要顯微鏡檢查及細菌培養。通常皰疹病毒因爲是發生於周圍神經上面所以疼痛會比較厲害。要確認在生殖器、外陰部、下腹部，尤其是臀部及肛門周圍的皮膚病變是否和皰疹病毒有關，都可以用 QTT，以檢查是否有典型的氣球細胞、巨細胞存在，進而給予抗病毒藥物。

這位病患三、四天前在龜頭溝上面發現幾個會疼痛的水皰，但水皰慢慢乾涸、表皮剝離，到醫院的時候只可以看到幾個糜爛。

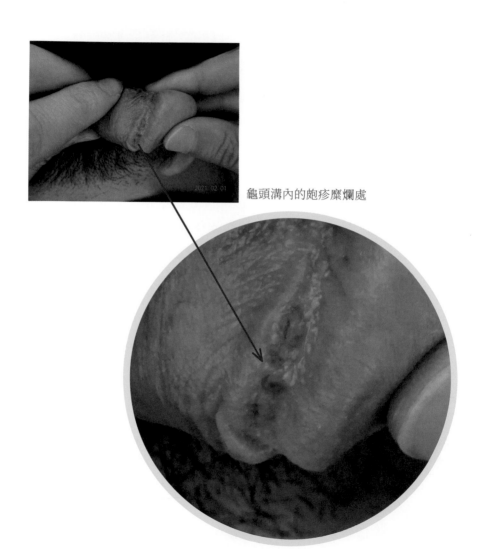

龜頭溝內的皰疹糜爛處

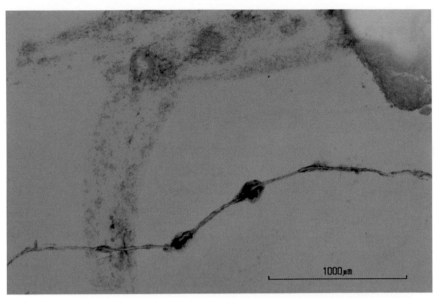

2 分鐘細胞學檢查很清晰地看到應該包圍保護神經的許旺細胞形成氣球細胞（箭頭），大約 3 釐米的神經裸露出來。末梢神經被破壞地這麼厲害、可想像有多痛！

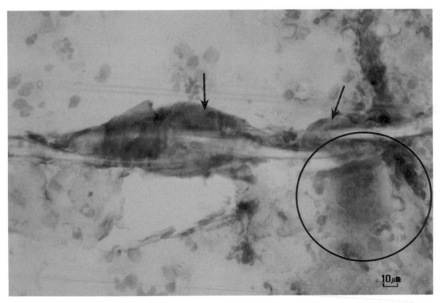

更高倍數觀察時很清楚的看到有一個巨細胞（圓圈）及多數氣球細胞（箭頭）。

只要能正確診斷出是皰疹，抗病毒藥效果都很好，可以緩解症狀、減低病毒傳染到性伴侶的可能性。早期診斷、早期治療是減少自身的復發、斷絕傳染給性伴侶的最佳方法。只不過在皮膚科醫生日常診療中，發生典型的水皰或糜爛的病人並不常見。因為只要在身體某一部分發生皰疹，幾次以後免疫系統就會產生抗體及特異性的 T 淋巴球、抑制病毒大量增殖、無法形成水皰，而是以皮膚炎的症狀顯現。

　　這位七十七歲男性在一個禮拜前右鼠蹊部突然出現了會癢的紅斑，而且右睪丸出現刺痛的感覺。九年前，他曾經罹患口唇單純皰疹。透過 QTT 發現毛囊的上皮已被破壞，而且還有很多脹大的氣球細胞，證明這些紅斑是因為皰疹病毒而引起的。

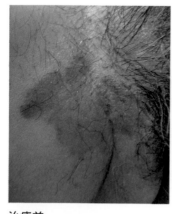

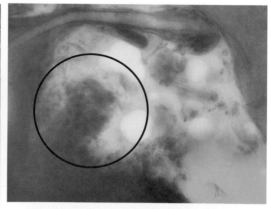

治療前
左：右鼠蹊部伴隨著搔癢的　　紅斑。

右：2分鐘細胞學檢查發現，毛囊的上皮已被破壞，成為很多脹大的氣球細胞（圓圈處），證明這些紅斑是因為皰疹病毒感染細胞引起的。

抗病毒藥物（Valacyclovir,500mg）一天兩次，使用五天；抗過敏藥物一天兩次、使用八天；第四級類固醇外用藥治療。病人經此治療，六天後即完全康復。這位病人如果沒有使用抗病毒藥，即有可能反覆再復發，且症狀將更加嚴重，可能被診斷為乳房外柏哲德氏病（Extramammary Paget's disease）。同樣的情況也會發生於女性的乳頭、乳暈、乳房及外陰部。

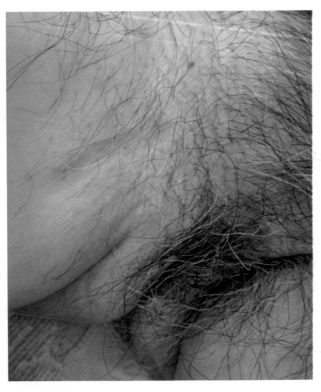

治療後
病人經此治療，6 天後即完全康復。

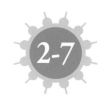

2-7 女性生殖器皰疹

　　女性生殖器皰疹，是潛伏在仙骨的感覺神經，其周邊之許旺細胞內皰疹病毒增殖引起患部的疼痛，最後會在皮膚表面出現水皰，這種水皰甚至會因為摩擦而變成糜爛。

　　過去由於此種皰疹是經過男女關係傳播的，所以被歸類於性病之內。近年的研究已經證實，此種發生在生殖器的皰疹是皰疹病毒第二型（HHV2），現在已經越來越少，大約在百分之二十左右。反而是發生於臉部，特別是嘴唇周圍的第一型皰疹（HHV1）的病人則越來越多。

女性生殖器皰疹					
潛伏於仙骨的感覺神經				歸類	
許旺細胞內皰疹病毒增殖	引起疼痛	出現水皰	因摩擦而糜爛	過去歸類於性病	今歸類於HHV-2

　　下面介紹的病人在十年前就開始在外陰部的大陰唇、特別是左邊會常常感覺到嚴重的搔癢、而且會有刺痛。由於治療無效，因此逐漸放棄治療。這次是因為又腫又癢又痛、相當嚴重，所以才來到敝診所就醫。如下圖，我們可以看到外陰部的皮膚非常粗糙、大陰唇的皮膚已失去正常皮膚的紋路而且形成很大的腫塊。

治療前	治療後

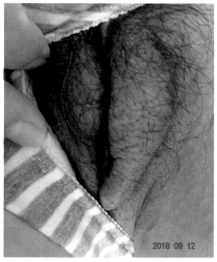 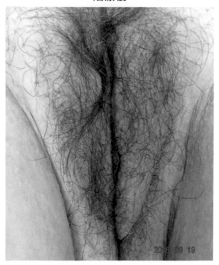

透過 2 分鐘細胞學檢查，可見氣球細胞，服用抗病毒藥物七天以後，不僅皮下的腫脹消失而且已經快要接近正常的皮膚。

　　這位病人血液檢查的結果是單純皰疹病毒 IgG 抗體 107.0。這種患部並沒有水皰，但是單純皰疹病毒 IgG 抗體高的情況，和其他部分的皮膚一樣不容易診斷，需要 QTT 來確定。這類病人很容易因為沒有確診出病因為皰疹病毒，故而反覆發生的症狀常會被診斷為異位性皮膚炎。但這位病人血液裡面的 IgE 抗體是 30 並未超過異位性皮膚炎訂定的 170 國際單位，不符合異位性皮膚炎的診斷標準。更嚴重時，會因為沒有服用抗病毒藥物而漸漸由外陰部擴散到其他的部位，甚至被當成異位性皮膚炎來治療。**讀者如果有相同的狀況，要趕快就醫，因為只要抗病毒藥物，就足以恢復正常。**

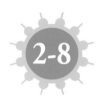

最常見的口唇皰疹

　　因皰疹病毒來醫院求診中最常見的狀況就是出現在嘴唇及嘴巴周圍的口唇皰疹。

　　通常口唇皰疹在嬰兒時期第一次發生（原發性）時，因為沒有足夠的抗體，故會導致發燒並引起嚴重的齦口炎甚至擴散至臉頰等。

　　再活性化時（復發性）通常會在嘴唇或嘴巴周圍的特定的部位出現水皰，通常數個小水皰集合在一處，但是嚴重的時候也會出現在數處。

　　在小水皰出現的一兩天前，該處會有疼痛或刺痛的感覺，有些病人身體會出現發冷或關節痛的前驅症狀。因此有些人會認為只是患了感冒。

　　然而這通常是在疲勞過度、壓力大、免疫力下降時，潛伏在神經節的皰疹病毒開始再活性化，起初在嘴唇或其周圍造成輕微紅腫，約一到兩天開始出現成串水皰，接著水皰乾涸結痂，待痂皮脫落皮膚會較薄而呈現粉紅色，大約兩星期會回復原狀。

　　當然如果及早服用抗病毒藥物五到七天的話即可縮短病程，同時減少體內的皰疹病毒量。

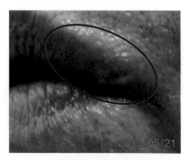

病人抱怨會痛。我們由水皰取樣後做 2 分鐘細胞學檢查，找到許多被氣球細胞和巨細胞包圍的受損神經。

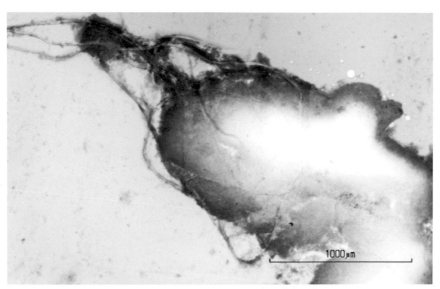

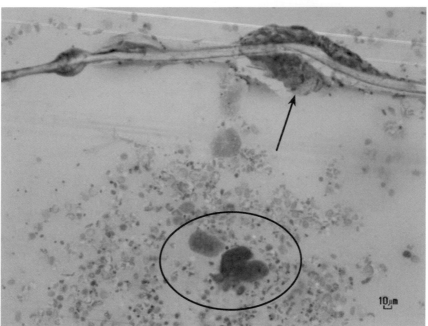

高放大倍率下觀察到神經周圍的許旺細胞成為病毒感染細胞（箭頭）及兩個巨細胞（圓圈）。

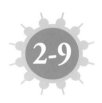
過敏體質者常發生的口唇皰疹

　　在日常診療當中，比起前文介紹的典型口唇皰疹還要多得多的病例，是平常就有鼻炎、皮膚炎等有過敏體質的人發生的口唇皰疹。因為病人對皰疹病毒的抵抗力各不相同，所以有各種臨床表現。

　　首先讓我們來看看，下圖這位病人在上嘴唇的右上方發生了典型的單純皰疹：

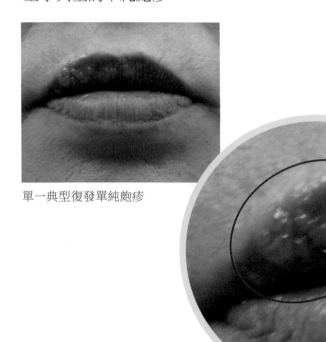

單一典型復發單純皰疹

透過 QTT，我們可以看到清一色都是因爲病毒感染增殖而造成的氣球細胞及巨細胞，呈現這種典型症狀的水皰，因爲病毒數量很多、病毒培養時陽性率非常的高。

　　接下來要介紹的病例則是看似**口圍皮膚炎，事實上是單純皰疹引致的皮膚炎**，正是其中一種易被誤診的非典型皰疹發病情況。

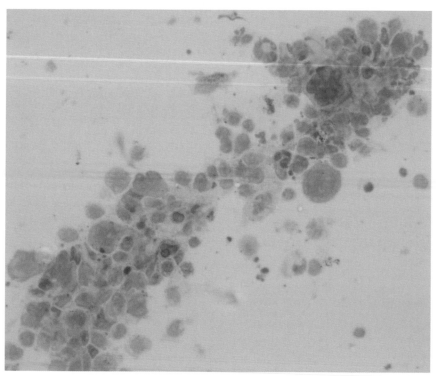

清一色病毒感染細胞、培養陽性機率高

這位病人也曾因典型的單純皰疹到醫院求診，經抗病毒藥物治療後痊癒。

　　這次來院時呈現的情況和以前大不相同，此次症狀爲下顎出現會癢的紅色斑塊，斑塊上面可以看到幾個小水皰。透過 QTT 可以看到病毒感染細胞，但是數目非常少、而且被淋巴球圍繞形成菊花團，符合免疫病理學上的抗體依存性細胞傷害，是 IgG 抗體正在幫助 T 細胞殺死病毒感染細胞，此免疫反應的結果可看到菊花團中間已經壞死的病毒感染細胞。此種多發性非典型復發因爲免疫反應發生紅斑、搔癢感，除了抗病毒藥物，更需使用第四級的類固醇外用藥。

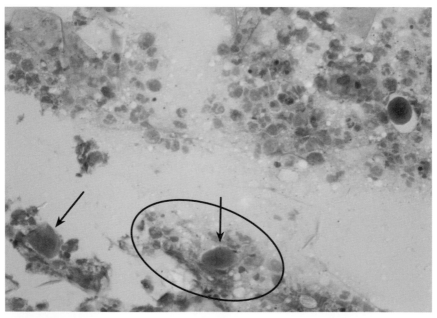

病毒感染細胞少，培養陽性率低：病毒感染細胞（箭頭）被多數的炎性細胞圍繞形成菊花團（圓圈）

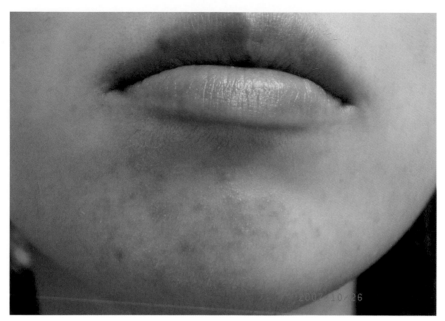

多發性非典型復發，因免疫反應有紅斑、搔癢感，除了抗病毒藥物需要類固醇外用。

　　女性朋友們爲了保持臉部皮膚的細緻及凍齡。常使用各種保養品及化妝品。當臉上發生紅斑的時候第一個懷疑就是會不會是使用的化妝品所引起的接觸性皮膚炎。但若停用化妝品後再換別種類、治療以後還會復發，就要想到是否是因爲氣候變化或睡眠不足，造成潛伏於臉部的末梢神經之皰疹病毒復發，而引起的免疫反應。此時，就需要和上面幾位病人一樣接受抗病毒藥物的治療。

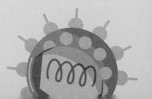

第三章

如何治療皰疹

一生之中，只要感染過皰疹病毒，它便會終生跟著你，這是皰疹病毒的一大特色。它會從皮膚粘膜的表面進入表皮層、真皮層，最後深入到神經節末梢中潛伏，等到人體免疫力下降的時候，再次激活。

因此抗病毒藥物一定要定期服用，以免因受破壞的神經纖維無法恢復，除了併發可怕難醫治的帶狀皰疹後神經痛以外，更導致其他嚴重的併發疾病。

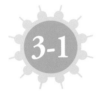

3-1 帶狀皰疹的發作過程是什麼？該如何治療？

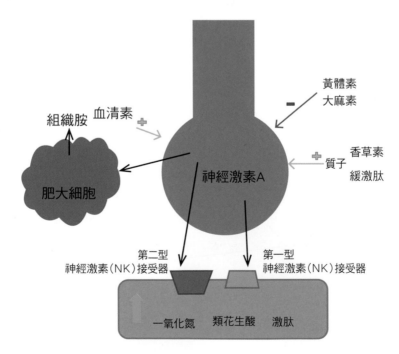

身體的任何部分受到各種環境的變化，如溫度的變化、日曬、流汗或者寒冷時，就會由感覺神經細胞分泌出 P 物質及神經激素等促炎症介質。P 物質會刺激肥大細胞放出組織胺及血清素，造成一氧化氮、激肽引起一連串的炎症反應皮膚就會發生疼痛或者搔癢，病理學稱之為「神經源性炎症」。

　　帶狀皰疹是因為接近脊髓神經節的神經細胞，及保護神經纖維的許旺細胞內皰疹病毒的再活性化病毒增殖引起的。。

　　許旺細胞內的帶狀皰疹病毒突然增加，不僅神經細胞、連保護神經的許旺細胞也被破壞了，因而啓動了上述的「神經源性炎症」，發生紅、腫、熱、痛。為了停止此病變繼續擴展，免疫系統則會開始召來各種細胞啓動「細胞凋亡」（Apoptosis），除去被病毒破壞的細胞。

　　筆者常常告訴病人，之所以會感覺到痛，是因為身體要告訴你，你的身體的某一部分發生了問題，而身體正在自己解決。以前在沒有抗病毒藥的時候，確實是要病人休息、補充營養，純靠病人的抵抗力來和帶狀皰疹病毒搏鬥，過程大概需要三、四個星期。現在大家比較幸運了，已經有了診斷的方法及抗病毒藥，只要早期確認診斷開始治療、病人通常不會在患部留下痕跡。大約四十年前，抗病毒藥還在開發中沒有上市，所以常見患部擴散，要等擴散停止以後才開始回復，因此常留下了嚴重的痕跡。而且最辛苦的是容易併發帶狀皰疹後神經痛、需要更長期的治療。

• 診斷確認後醫生會馬上使用的處方

1. 口服抗病毒藥物

a. 祛疹易（Valacycovir:500mg）
   帶狀皰疹：一次二顆、一天三次／八小時一次
   單純皰疹：一次一顆、早晚／一天二次

b. 抗濾兒膜衣錠（Famvir:250mg）
   帶狀皰疹：一次二顆、一天三次／三餐飯後
   單純皰疹：一次一顆、一天三次／三餐飯後

c. 敵疱治錠；利疱舒錠 (Acyclovir：400mg)
   帶狀皰疹：一次二顆、一天五次／四小時一次
   疱寧錠；剋疱錠（Acyclovir：200mg）
   單純皰疹：一次一顆、一天三次／八小時一次

祛疹易、抗濾兒膜衣錠是長效性內服藥，比第一代的利疱舒錠更有效。抗病毒藥物一定要定期服用，以免發生於第五對的腦神經（即三叉神經）病變時，有可能影響視力，或者是長在會陰部可能影響日後排泄功能。

2. 外用藥物治療及皰疹傷口照護
為了預防二次細菌感染、醫師會**處方抗生素軟膏。**
帶狀皰疹皮疹的範圍通常很大、上面又有水疱，而且伴隨疼痛，應依照醫師的指示塗抹藥膏不要刻意弄破水疱。和一般治療外傷、及燙傷水疱一樣，原則都是**保持傷口清潔，預防感染**，換藥的時候，可以用含有消毒藥的棉花輕輕擦拭，用棉棒擦上藥膏、蓋上紗布。

• 無皮疹的帶狀皰疹

據統計，有百分之三十左右的人一生中至少有一次皮疹徵狀的帶狀皰疹發病。而在醫學史上，另有記載不發生皮疹的帶狀皰疹，稱之為「無皮疹的帶狀皰疹」（zoster sine herpete）。

這種情形，是由一位在英國倫敦行醫五十年的皮膚科醫師瑋柏（Dr. Frederick Parked Weber）在一九一六年所發現。瑋柏醫師一生寫了一千二百篇論文及二十三冊的醫學書，可謂是「著作等身」。根據他的觀察，若發生沿著同一條脊髓神經領域發生的疼痛，就應該要想到是帶狀皰疹。皮膚沒有皰疹的帶狀皰疹不只會發生神經痛，更會引起運動神經麻痺。由此可見，顏面神經麻痺（Bell's palsy)的病人很多是因為帶狀皰疹引起的。帶狀皰疹病毒的抗病毒藥在一九九〇年以後上市，改善了人們治療的方式，增進了現代人的福祉。

有些病人沒有發生皮疹，但是除了神經痛以外，仍在各種器官發生各種病況，到最後使用病毒遺傳子基因，即所謂PCR檢查才證明是因為帶狀皰疹引起的。在確診為「無皮疹的帶狀皰疹」之前，病人總是長期受苦於周期性的疼痛，比如偏頭痛或再發性神經痛。

我曾經治癒過兩位從高中就開始有周期性頭痛的病人。病人頭痛時，有時會噁心嘔吐到無法工作。過去十幾年在醫院用腦波、斷層攝影及磁振造影等都沒有發現引起頭痛的原因，只好在發作時服用止痛藥。各種檢查沒有辦法找出原因是因為引起頭痛的病變很小，只有顯微鏡才可以診斷，無法

呈現於影像診斷。同樣的狀況也會發生於腸胃消化器官。

　　有一位朋友五十歲以後就經常接受健康檢查，三年前，突然覺得胃刺痛，因此找到非常熟悉的內科醫師接受胃內視鏡檢查。該醫生是他每年健康檢查的內科醫生，對於他的身體狀況非常了解，但在胃裡卻也找不到任何糜爛和潰瘍，也檢查不出任何可能引起疼痛的病原。

　　後來，他剛好到我診所來告訴我這件事。我告訴他，如果胃內視鏡沒有找到胃痛的原因，很可能是因為胃黏膜下發生了皰疹病毒的復發，但不是在表面，而且很輕微，所以胃內視鏡無法檢查出來。

　　另外，他以前也曾經有過身體各部偶而會出現一些水皰的情況，我也幫他做了血液檢查，判斷他需要抗病毒藥物。在藥物服用二天後，他的胃痛已經慢慢好了，正當我們在考慮如何停藥時，他告訴我，他受鼻塞、喉嚨痛症狀困擾了十年左右，但是服用了抗病毒藥物以後，竟感覺得到鼻塞開始好轉，呼吸比較順暢。因為他的喉嚨痛、鼻塞的情況持續在好轉，我們延長了服用抗病毒藥物的時間，繼續服用了半年。這半年的治療讓他重新感受順暢的呼吸，並較以往更有精神、更愉快、更能專心工作。

　　事實上，本人在四十歲左右就偶爾會腰痛，但是觀察了一個星期正想要去看整形外科醫生時，自己又突然痊癒。可是到了五十歲的時候，這種腰痛會突然發生而且次數比較頻繁，而斷層攝影證明不是細菌引起的神經痛。之後，我開始服用抗病毒藥物及止痛藥，發現只要抗病毒藥物服用三天以

後，幾乎不需服用止痛藥，神經痛就慢慢減輕，大概一個星期就可以停止服用抗病毒藥。

因為年輕人的抵抗力通常可以讓皰疹病毒引起的神經痛自然痊癒，造成皰疹病毒在體內堆積，再加上現代人生活緊張忙碌，而且每增加十歲，抵抗力就減少一些，**因此皰疹病毒引致的疾病就會逐漸嚴重到需要抗病毒藥物。**這幾個病例告訴我們「無皮疹的帶狀皰疹」引致的神經痛會帶來長期痛苦的折磨，以及普及皰疹病毒相關疾病的診治是多麼重要。

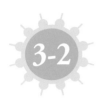

3-2 帶狀皰疹的抗病毒藥物需要盡早及定期服用

　　帶狀皰疹的臨床經過及其臨床表徵非常明顯，如果是典型的病變，通常不需要特殊檢查就能在皮膚科接受治療，只是有時因初期病灶較小，無法診斷。幸好，筆者的診所在十年前就開始了 QTT，只要在皮膚表面有毛囊大的小突起就可以取樣。藉此得到皰疹病毒增殖的細胞學證據，方能達成早期診斷、讓病情不致於擴展、以期早日康復。最重要的是，**抗病毒藥物一定要定期服用，以免因受破壞的神經纖維無法恢復**，除了併發可怕難醫治的帶狀皰疹後神經痛以外，還會造成**如發生於第五對的腦神經（即三叉神經病變），顏面神經第一支病變嚴重時也有可能影響視力。**又或者長在會陰部，可能影響日後排泄功能。當然定期服用藥物，皮膚的恢復也會更完全。

　　接下來，我們透過下面兩個病例的呈現來說明快速確診皰疹病情，並且及早服用抗病毒藥物的重要性。

疑似毛囊炎的帶狀皰疹

　　這位四十五歲的女性在一個月前左腰部出現了小水皰及膿疱斑塊。一開始是神經痛而且痛到下肢都會麻，但是沒有想到是帶狀皰疹。

　　一個禮拜前被診斷是細菌引起的毛囊炎，吃了五天的抗生素並沒有好轉，才到筆者醫院求診。經過 QTT 診斷，證明是皰疹病毒引起，且由皮疹的分布看來是帶狀皰疹，所以一天服用六個抗病毒藥物。三天後，下肢麻、疼痛都幾乎消失，止痛藥只服用了三天，而抗病毒藥則持續服用七天，最後完成治癒。

　　這個病人告訴我們治本的重要性。當發病時只服用止痛藥，局部的皰疹病毒越來越多，所以神經被破壞程度越來越嚴重，不僅疼痛也會發麻。服用了抗病毒藥以後，急速減少病毒感染細胞，嚴重的疼痛就消失了。如果再更晚才開始服用抗病毒藥物有可能會因帶狀皰疹引致的神經痛而受苦。

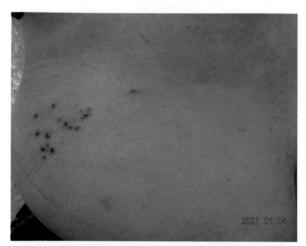

左腰部的小水皰及膿疱
斑塊

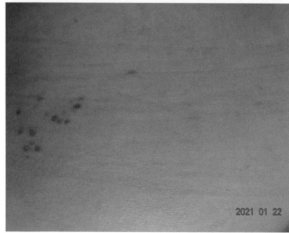

因為太晚開始治本的療
法，治療 18 日後，恢復
狀況仍比病例 2 患者效
果差。

帶狀皰疹造成的胸部紅斑

這位七十三歲的女性於五天前在右邊的乳房到腋下有刺痛的感覺，昨天在同一個地方突然出現一大塊紅斑而且上面有一些大小不同的水皰。

經過 QTT 診斷，確定是帶狀皰疹後就開始給予抗病毒藥物及消炎止痛藥。但是這位病人四天後回診時仍然抱怨痛到晚上睡不著，所以我們加入治療神經性疼痛的普瑞巴林（25mg，早晚各一）。

因為病毒巢的範圍相當大，所以復原時間比一般患者需要的更長。治療開始十五天後我們還可以看到紅斑及兩處小小的糜爛。

隨著持續治療，疼痛慢慢減輕到晚上可以好好睡覺，再過一週後，患部只剩下些許紅斑。這位病人總共使用了三個禮拜左右的止痛藥，但幸運地沒有留下帶狀皰疹的神經痛。

病例 1 的症狀事實上比病例 2 輕很多，但是因為抗病毒藥的內服起步太晚，所以神經痛及患部的回復都比病例 2 差。在筆者診所接受治療的病人，不僅發生帶狀皰疹後神經痛的狀況很少，患者對於創部的恢復也很滿意。

這兩個病人告訴我們普及民眾對帶狀皰疹的醫療知識及用 QTT 早期確定診斷是多麼重要。

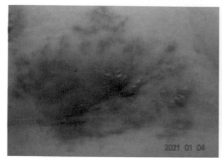 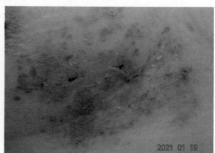

左：治療開始時　　　　　　　　　　　右：治療第 15 天

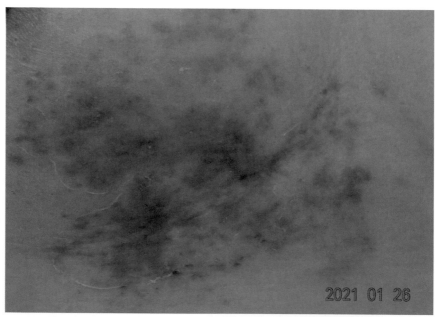

治療第 22 天

3-3　帶狀皰疹用的止痛藥

　　帶狀皰疹的發作常伴隨著疼痛，因此處方也常會開立止痛消炎藥品，而常用的非類固醇消炎藥列舉如下：

　　非選擇性的非類固醇消炎藥 —— 布洛芬、雙氯芬酸、吲哚美辛、酮洛芬（苯酮苯丙酸）、酮咯酸、甲芬那酸、萘普生及吡羅昔康。

　　選擇性的 COX-2 抑制劑 —— 塞來考昔及依託考昔。

學名	學名（英）	商品名	商品名（英）	規格	用法
非選擇性					
布洛芬	Iburprofen	伊普膜衣錠	Ibuprofen	200~400mg	每 4~6 小時
雙氯芬酸（待克菲那）	Diclofenc	非炎腸溶錠	Voltaren	25~50mg	每 8 小時（一日三次）
吲哚美辛	Indomethacin	克炎膠囊	Indomethacin	25mg	每日一次
酮洛芬（苯酮苯丙酸）	Ketoprofen	復健炎膠囊	Ketoprofen	50~100mg	每 8 小時（一日三次）
酮咯酸	Ketorolac	克多炎腸溶微粒膠囊	Keto	10mg	每 4~6 小時
甲芬那酸（每非那）	Mefenamic aci	痛疏達膜衣錠	Ponstal	250mg	每 6 小時
吡羅昔康（匹洛卡）	Piroxicam	必得康膠囊	Pirocam	20mg	每日一次
萘普生	Naproxen			250~500mg	每 6~8 小時
選擇性 COX-2					
塞來考昔	Celecoxib	希樂葆膠囊	Celebrex	200mg	每日一次
依託考昔	Etoricoxib	萬克適錠	Arcoxia	30~120mg	每日一次

3-4 治療帶狀皰疹的營養輔助方略

治療帶狀皰疹的過程中，除了使用藥物控制病情，若能適當補充營養，也能加快身體復原的能力，建議此時能夠多補充含豐富**不飽和脂肪酸及維生素 B1、B12** 的食物。

帶狀皰疹和單純皰疹會破壞覆蓋神經細胞軸突的許旺細胞及髓鞘，而讓神經纖維因為失去絕緣體變得非常敏感且引致疼痛，這也是為什麼有些人會併發帶狀皰疹後神經痛的原因。為了讓身體能夠早日修復這些許旺細胞及髓鞘，除了藥物治療以外，選擇多吃製造髓鞘的營養分是非常重要的輔助療法。

和其他的神經細胞一樣，許旺細胞及髓鞘需要健康的不飽和脂肪，如奧米加 -3 脂肪酸。它們在室溫下是液體，但也存在於固體食物中，如酪梨、堅果、種子、高脂魚類和橄欖油中，都含有這些健康的脂肪酸。另外，在重組許旺細胞及髓鞘時還需要各種維生素尤其是維生素 B 群來幫忙，特別是維生素 B1 及 B12。

維生素 B1 主要是用於腳氣病防治及各種疾病的輔助治療，如多發性神經炎、全身感染、發燒、糖尿病等。在肉類及未精製的穀類如糙米、大麥小麥等粗糧內含量較多，另外還有橘子、香蕉、葡萄、花生等適當吃一些這些食物有助於補充維生素 B1。

維生素 B12 又稱鈷胺素因含有金屬離子鈷，水溶性，是維生素 B 群成員中最特別的一種，結構龐大而複雜。B12 會參與蛋白質、脂肪和碳水化合物的代謝，是合成 DNA、製造能量的重要角色。帶狀皰疹的病人需要更多的 B12 來恢復罹病前的神經系統功能。維他命 B12 主要存在於動物性食物中，如魚、肉、蝦、貝類、牛奶及蛋，而植物類中建議多吃海藻，只是海藻類比起前述的動物性食物，其生物活性較低。

透過正常飲食獲得身體所需的養分是維持健康身體的有效法門，因此只要不是因為身體特別虛弱、沒有食慾或者無法正常攝取食物，只要飲食均衡，在服用抗病毒藥的同時，若能注意攝取含豐富不飽和脂肪酸及維生素 B1、B12 的飲食，加開維生素 B 群的處方箋並非絕對必要。

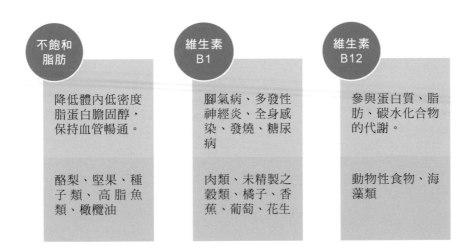

不飽和脂肪	維生素 B1	維生素 B12
降低體內低密度脂蛋白膽固醇，保持血管暢通。	腳氣病、多發性神經炎、全身感染、發燒、糖尿病	參與蛋白質、脂肪、碳水化合物的代謝。
酪梨、堅果、種子類、高脂魚類、橄欖油	肉類、未精製之穀類、橘子、香蕉、葡萄、花生	動物性食物、海藻類

3-5 帶狀皰疹用的外用藥膏與保養

　　為了預防皰疹發病處二次細菌感染，醫師也會在口服藥外**開立抗生素軟膏給患者使用。**

　　帶狀皰疹皮疹的範圍通常很大、上面又有水皰、而且伴隨疼痛，應依照醫師的指示塗抹藥膏，不要刻意弄破水皰。和一般治療外傷、及燙傷水皰一樣，原則都是**保持傷口清潔，預防感染，**換藥的時候，可以用含有消毒藥的棉花輕輕擦拭，用棉棒擦上藥膏（如下方照片蓋上紗布、並以保護網固定）。

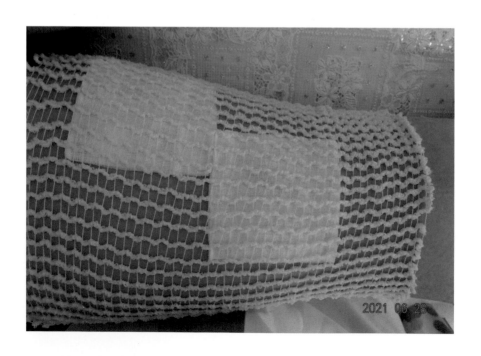

帶狀皰疹養護				
使用 抗生素軟膏	不刻意 弄破水皰	保持傷口 清潔	棉棒換藥 蓋上紗布	熱敷 不冰敷

在接受治療的這段時間，宜熱敷、不冰敷。

熱敷會使體溫升高、血管擴張，運送來更多的養分，增加身體代謝速度，促進局部循環，有效提升組織自癒能力。反之，冰敷將降低身體溫度、造成血管收縮、代謝速度降低，雖可稍減疼痛、控制炎症，但卻會大幅降低組織自癒能力。

● 罹患帶狀皰疹適合泡澡嗎？

泡澡等同全身熱敷，同樣會使體溫升高、血管擴張，運送來更多的養分，讓身體代謝速度增加，促進局部循環且有效提升組織自癒能力，特別是有預防帶狀皰疹後神經痛的功效，除非是發生於顏面、四肢。另外，在患部尚未痊癒前只可淋浴不可泡澡，以免增加二次細菌感染的機率。

帶狀皰疹造成的疼痛，除了使用止痛藥及多吃以上介紹的各種輔助食物以外，也要多休息增加自癒能力。通常病人在兩、三天就開始覺得疼痛減輕，兩個星期以內疼痛會消失、發疹的地方也慢慢回復原狀。

3-6 怎樣才算完全治癒？

　　當病人開始接受帶狀皰疹診療後，通常治療開始後二到三天，疼痛減輕的同時，水皰就逐漸消失，或者乾燥後結痂。一般而言，以筆者診所中診療的病患為例，要待黑褐色的痂皮完全脫落則需要兩個星期。如下面這位病人，大腿前面出現又紅又痛的三個有水皰的斑塊，經過我們的診治以後，疼痛慢慢減輕，水皰也逐漸乾燥，結痂、掉落後連最嚴重的斑塊也只剩下輕微的色素斑。如果連疼痛也消失，該患處就不再需要治療，顯示帶狀皰疹已治癒。

　　結痂脫落後或許還會有一些因發炎反應所引發色素過多或過少的部位，但通常在三個月到半年都可以完全恢復原狀。

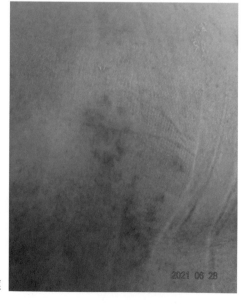

皰疹治療後脫痂的發炎反應

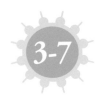

3-7 帶狀皰疹後神經痛的內服藥

　　到目前為止，帶狀皰疹後神經痛的治療，通常是長期使用止痛藥或者抑制神經分泌物質，以減少皮疹消失後仍持續發生的疼痛，幫助遭到破壞的神經及神經纖維慢慢地被免疫反應清除，後續將漸漸不再有炎症反應、疼痛也就消失。

　　但是常常有病人抱怨，疼痛不止三個月，而是數年才會不痛，或者是一年數次還會疼痛復發。這是為什麼呢？十年前，神經內科醫師和病理學家們發現，一旦得過帶狀皰疹，雖然皮疹已消失，這些病人的神經節還有帶狀皰疹病毒及其引發的免疫反應。醫學報告明確指出，在皮疹已治癒以後，只要在患部發生疼痛，發生主因仍是帶狀皰疹病毒，而非過度的免疫反應。因此，帶狀皰疹後神經痛的病人之治療，也需要服用抗病毒藥物，才可以趕快根治減少病人的痛苦。多年來筆者也以同樣的方法治療了一些帶狀皰疹後神經痛的病人。

　　如果沒有服用抗病毒藥物，帶狀皰疹後神經痛可能持續幾年、甚至是終身，所以通常需要長期的藥物治療。治療藥物除了止痛藥以外，還有三環抗憂鬱藥（Tricyclic antidepressants），或是抗癲癇藥（Anticonvulsants）、鴉片類止痛藥（Opioid analgesics）。同時藥物的選擇也應考量病人的特殊情況、合併症、藥物副作用及病人的喜好。

三環抗憂鬱藥的作用為抑制去甲腎上腺素和血清素於中樞神經的再回收，此類藥物被證實有抑制周邊疼痛信號的效果，可用在中度到重度帶狀皰疹後神經痛的患者，但建議不要使用於有心臟疾病、癲癇或青光眼患者。研究證實，三環抗憂鬱藥對於帶狀皰疹後神經痛有緩解的作用，但其副作用例如：鎮靜、嗜睡、口乾、排尿困難、便祕、體重增加、姿態性低血壓及心律不整等，可能讓部分患者無法接受。

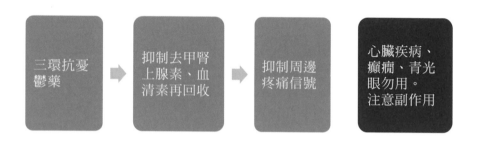

　　抗癲癇藥物可有效改善神經痛，特別是減少抽痛的症狀。加巴噴丁（Gabapentin）及普瑞巴林（Pregabalin）建議用於無法使用三環抗憂鬱藥的中度到重度帶狀皰疹後神經痛患者，但腎功能不全者應避免使用。加巴噴丁要從低劑量開始使用，建議第一天使用 300mg，第二天 300mg 一日二次，第三天 300mg，一日三次，之後依病情漸漸調整至每日 1800 到3600mg，分成三次服用。普瑞巴林建議起始劑量為一日二次75mg 或一日三次 50mg，之後可依病情調整至每日 300mg，若二到四週後仍無法有效緩解疼痛，可調整至最大劑量每日600mg。

鴉片類止痛藥（Opioid analgesics）對於帶狀皰疹後神經痛似乎有改善的效果，但此類藥物具有生理依賴性、耐受性、成癮和使用過量的風險，因此被視爲第二或第三線用藥。當三環抗憂鬱藥（Tricyclic antidepressants）、加巴噴丁及普瑞巴林無法有效緩解疼痛時，鴉片類止痛藥才是個選擇。三環抗憂鬱藥（Tricyclic antidepressants）及抗癲癇藥物（Anticonvulsants）可能無法立即發揮效果，這時可以低劑量的鴉片類止痛藥（Opioid analgesics）與這兩類藥物一起使用，待三環抗憂鬱藥（Tricyclic antidepressants)）及抗癲癇藥物（Anticonvulsants）療效發揮之後再漸漸停藥。

三環抗憂鬱藥物

- 抑制去甲腎上腺素和血清素的再回收。
- 抑制疼痛信號。
- 注意副作用、心臟疾病、癲癇、青光眼勿用

抗癲癇藥物

- 可改善神經痛、減少抽痛。
- 應逐漸調整劑量

鴉片類止痛藥

- 可為前二者輔助，增加即時效果。
- 注意成癮等風險。

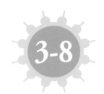

3-8　帶狀皰疹後神經痛的非內服藥

　　帶狀皰疹後神經痛的使用藥物，除了上一節中提到的內服藥外，也有非內服的外用藥物，如辣椒素（Capsaicin）、脊髓內注射類固醇（Intrathecal glucocorticoids）兩種藥物。

　　辣椒素（Capsaicin）是一種瞬態感受器電位陽離子通道（transient receptor potential vanilloid 1 receptor (TRPV1)）促進劑，具有抑制疼痛信號傳遞至脊髓的作用。有研究發現局部使用辣椒素一天四次可減輕疼痛，但使用後可能引起短暫的燒灼感、刺痛以及皮膚發紅的現象。然而目前尚未有足夠的研究可證實辣椒素對於帶狀皰疹後神經痛的有效性。

　　脊髓內注射類固醇（Intrathecal glucocorticoids）對於三叉神經以外的神經引起的疼痛是個選擇，特別是對以上藥物無效的患者。但脊髓內注射類固醇同樣缺乏足夠的證據證實其療效。

　　辣椒素、脊髓內類固醇注射是在帶狀皰疹後神經痛使用種種內服藥藥物無效時的最後方法，但若能依筆者的經驗，能在病症早期便以 QTT 快速確診，從而盡早治療，在方便可行且病毒治療藥品多元的現在，是幾乎可以避免的。

辣椒素

抑制疼痛
訊號傳遞
會造成短暫燒灼、
刺痛感、皮膚發紅

缺乏實證

脊髓內
注射
類固醇

減輕三叉神經以外
引起的疼痛疼痛

缺乏實證

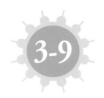

3-9 帶狀皰疹後出現的麻痺、排尿困難、便祕

　　帶狀皰疹後除了神經痛外，也可能出現排尿困難以及麻痺的徵狀。

　　由於正常的排尿功能是骨盆神經 S2 到 S4 來支配控制，因此，當帶狀皰疹發生於下腹部接近私處、臀部及肛門，在皮膚還沒有出現水皰時，就有可能因病毒的影響發生下腹部脹卻長時間沒有辦法排尿，甚至便祕的可能。這個時候就需要盡快至家醫科、泌尿科或直腸科醫師就診。

　　這類病徵當皮膚上可看到水皰的時候較容易診斷，但若沒有水皰時，就須依靠醫生的經驗，因此也常有病患因缺少了早期診斷、早期治療而導致最後留下排尿困難的麻煩。

　　至於帶狀皰疹發生周圍神經的纖維破壞，通常不是非常嚴重，只要有警覺到有可能是因為帶狀皰疹引起的時候，趕緊服用抗病毒藥物加上各種方法的復健，神經的機能是會慢慢恢復的。最怕的是沒有發現為帶狀皰疹造成的病因，最終失去治癒的機會。

眼睛帶狀皰疹	
症狀：臉一邊不舒服、疼痛、抽痛持續2到3日	
輕微	**嚴重**
頭痛 / 角膜炎	角膜潰爛 / 視神經炎
葡萄膜炎 / 結膜炎	青光眼 / 角膜混濁
虹彩炎	動眼神經麻痺 / 急性視網膜壞死

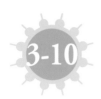

3-10 帶狀皰疹併發神經痛、結膜炎、角膜炎、青光眼的治療

當帶狀皰疹發生在眼睛的時候,輕則出現頭痛、結膜炎、角膜炎、虹彩炎及葡萄膜炎等,嚴重時則發生角膜潰爛、角膜混濁、視神經炎、動眼神經麻痺、青光眼、急性視網膜壞死,最後留下視力受損後遺症,嚴重者更可能失明。

要預防這些併發症最重要的還是要早期診斷、早期治療。如果感覺到臉部的一邊有不舒服,偶爾發生抽痛,而且這種感覺延伸到同側的頭部及臉頰時,只要兩、三天沒有恢復,請趕快到醫院就醫,讓醫生查看是否有帶狀皰疹的可能,若是已超過五十歲的成人尤其需要注意。

帶狀皰疹時常會引發突發性的眼壓高,即我們所稱的青光眼。而因為眼壓突然上升得很高,所以同時病人也會抱怨頭痛。現在對於青光眼的治療已經有很有功效的外用眼藥水,配合抗病毒藥,通常在兩個星期內眼壓就會降低,進而停止降壓藥水。相反地如果沒有早期診斷、早期發現,眼壓高的狀況就可能導致長期使用降眼壓用眼藥水,來因應長期視神經壓迫,而導致能見視野逐漸縮小、造成日常生活的不便。因此,如發現眼睛周圍有發紅,腫脹,疼痛及出現水皰斑塊時,請務必儘早尋求眼科醫師作進一步的檢查。

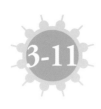

3-11 帶狀皰疹後的顏面神經與侖謝亨特氏症候群

第七對腦神經解剖學上稱之為顏面神經，是控制我們臉上產生表情的各種小肌肉。有些人突然發生臉上半邊的肌肉，無法和另外一邊對稱地表達自己的感情。又或是眼睛沒有辦法閉起來、嘴角歪一邊，都是顏面神經發生問題造成的。

帶狀皰疹引起的顏面神經麻痺如果合併第八對前庭耳蝸腦神經的症狀，就稱之為侖謝亨特氏症候群。除了顏面神經麻痺以外，侖謝亨特氏症候群的病人的外耳道上突然長出會痛的水皰、走路時失去平衡感、發生耳鳴昏眩，也可能有聽力障礙。

侖謝亨特氏症候群是因為神經自第七對和第八對腦神經離開大腦時，皆經過頭蓋骨上的同一個裂孔，所以只要一條神經發生帶狀皰疹，就會因為發炎反應而影響另外一條神經的功能而讓症狀加劇。為了減輕發炎症狀，這些病人除了服用抗病毒藥、止痛藥之外，通常還需要服用類固醇，以防止永久性的運動神經麻痺。這種情況非常緊急，但是只要早期診斷、早期治療通常都不會留下後遺症。

事實上筆者在四十歲的時候也得過右半邊的顏面神經麻痺，一個月以後慢慢恢復、肌肉開始收縮、表情也慢慢對稱，沒有留下後遺症。

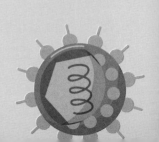

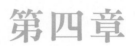

第四章

各個年齡層特別需要注意的皮膚疾病，快快治好、保安康

由於個體的免疫系統從出生到死亡時時刻刻都在變動，自新生兒期、嬰兒期、幼童期到青春期是慢慢進化、增加實力，直到六十歲過後則開始退化。

　　各種疾病的發作，都是發病因子和免疫系統戰爭的現場及競賽的結果。尤其是以皮膚爲戰場的皮膚疾病，是故皮膚科醫師可以很清楚的記錄同一個病因在各種不同年齡層所表現的臨床表徵並追究其意義。

　　本章筆者會將皰疹病毒在各個年齡層所引致的皮膚疾病之特徵用病患的治療經過呈現出來，讓讀者們更清楚了解到免疫系統的奧妙及其重要性。

　　要診斷皰疹病毒感染疾病除了前幾章裡面筆者介紹的QTT以外，病人也需要做血液檢查，這是因爲病人現階段呈現的臨床表徵並不能告訴我們過去免疫系統和皰疹病毒曾經如何互動。非常幸運地，這雖然還不足夠，但是除了一般的肝腎機能、骨髓現狀的檢查以外，我們還可以由皰疹病毒IgG抗體的高低來清楚的看到病人過去的情況及預測其未來，以達到預防再發的效果。

　　下表顯示血液檢查最重要的單純皰疹及水痘帶狀皰疹病毒IgG抗體及病人對各種環境抗原，例如塵埃、花粉、各種雜草，植物及食物等是否會發生過敏反應強度的IgE抗體。

血液檢查　項目名稱	結果	基準值	本院平均值
單純皰疹病毒 -IgG 抗體，EIA 值		< 2.0	30~50
水疱 / 帶狀皰疹病毒 -IgG 抗體，EIA 值		< 2.0	20~30
非特異性 -IgE 抗體，定量		< 170IU /mL	

　　另外在這個章節裡面介紹的病人所使用的治療方式除了像前幾章敘述的，集中於一個神經領域的帶狀皰疹以外只要有 QTT 陽性的狀況，通常都可以用帶狀皰疹的三分之一劑量的抗病毒藥物來治療。

　　以下介紹抗病毒藥物的用量以及本院常用的各種類固醇外用藥的內容。

　　皰疹病毒感染及再活性化時抗病毒藥物之使用劑量

1. 成人：a. 袪疹易（Valacycovir:500mg）

　　　　　2T　2x〈早晚飯後一顆〉使用 5 天以上

　　　　　3T　3x〈每 8 小時服用一顆〉只限於嚴重病例初期使用

　　　　b. 疱寧錠；剋疱錠（Acyclovir：200mg ）

　　　　　3T　3x〈每 8 小時服用一顆〉使用 5 天以上

2. 小孩：疱寧錠；剋疱錠（acyclovir 顆粒）：體重每公斤 10mg-15mg，8 小時使用一次，使用 5 天以上

3. 達里埃氏病、乾癬樣和青春痘病人的長期治療：

體重超過 40 公斤：利疱舒錠（Acyclovir：400mg）：
每日兩顆

體重少於 40 公斤：疱寧錠；剋疱錠（Acyclovir：200mg）：每
日兩顆，即早晚飯後一顆

局部類固醇藥膏或親水軟膏

第一級局部類固醇——

最強效：0.05% diflorasone diacetate

第二級局部類固醇——

強效：0.1 % diflucortolone valerate ,

0.1% mometasone furoate

第三級局部類固醇——

中強效：0.12% betamethasone valerate

0.3% deprodone propionate

第四級局部類固醇——

中效：0.3% prednisolone valerate acetate

0.05% clobetasone butyrate

第五級局部類固醇——

弱效：0.5% prednisolone

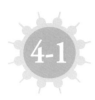

4-1　病人帶來的重要情報

　　翻開各國的皮膚科教科書每一個臨床醫師都會發現至少有一半以上的章節是在描述各種皮膚炎（就是皮膚表面及其顏色發生了變化）。因爲這些疾病會引起皮膚最外層的血管擴張，所以通常是呈現紅色。症狀輕微的時候是淡紅色，隨著發炎的程度加劇逐漸轉爲鮮紅色甚至紫紅色。

　　另外，這些變化包括長出小水皰，有些還會變成膿皰，然後這些水皰變硬成爲水皰性丘疹，或一開始就長出摸起來有一點硬的丘疹。這些變化會聚在一起形成一個斑塊，更隨著病情的加重會看到由皮膚深層排出來的體液，同時斑塊也會慢慢變硬、向周圍擴大並增加厚度。

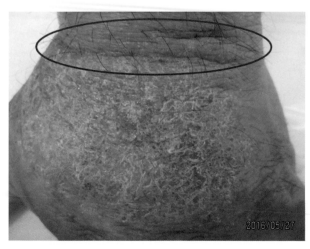

此斑塊的周邊可看到紅斑及小水皰（圓圈）

教科書上也記載著這些變化可能是因為環境中的毒性物質（如濃度過高的清潔劑、香皂、化妝品及各種潤滑油）紫外線（夏天的日曬、冬天的雪）寒冷及各種植物、動物、食物。

　　另外，最大的原因，也是近三十年來研究最多的：很多論文證明是由的空氣裡面的塵埃花粉及霉菌引起的。

　　這些皮膚炎的症狀在一九五〇年科學家開始成功合成並製造各種不同強度的類固醇外用藥及內服藥後，治療就比較不是問題。但科學家們也發現，雖有各種不同強度的類固醇外用藥可對應治療各種嚴重度不同的皮膚炎，也確實在外用四、五天後，患部的紅癢及厚度就慢慢減輕，約十天左右就會恢復成為正常的皮膚，然而當外用藥停止兩個禮拜後，這些皮膚發炎的徵狀的變化又開始慢慢顯現出來，而且每次再發比前一次都更為嚴重，皮膚科醫師稱此為反跳現象（rebound phenomenon），也因此，每次復發，便須選擇更強的外用藥來治療。類固醇外用藥雖然有療效，可以一時緩解病人的痛苦，但是長期治療則造成皮膚會變薄、血管擴張等狀況，而當外用類固醇藥劑無法控制病況時，則轉用口服或注射類固醇。但口服或注射類固醇亦有很多副作用，譬如血壓增高、顏面肥滿、部分脂肪堆積等。

　　自一九九一年開業以來，開始的十年筆者也是依此種類固醇的現行療法來治療病人。然而這種無法確定原因的症狀治療，只是我們所謂的「治標療法」，因此病患並沒有完全恢復。

直到二〇〇五年，一位病人在下肢長了兩處水皰性斑塊，依其臨床的表徵，幾乎所有的皮膚科醫師都會診斷它是單純皰疹的再活性化。處方了五天的抗病毒藥以後病人得到一時的緩解，但幾乎每個月都會在下肢持續復發，漸漸地更發展至上肢。

在尚未導入 QTT 只能依靠視診的當時，筆者不禁思考，明明教科書上寫的是「單純皰疹復發大約一年數次」，為什麼這個病人卻是每月一次的短期反覆復發呢？重新檢討的結果，認為應該用細胞診來檢查病人的病變，確認究竟是因為潛伏於末稍神經的單純皰疹復發或者是外來的刺激引起的。非常幸運地，我找到了！透過使用改良型的細胞染色液，不需固定、水洗等各種繁雜的手續，終於可以快速地確認病因，並且告知病患檢驗結果。

一方面，遺傳子檢測快速發展，已證實帶狀皰疹病毒從人類出生到死亡❷都潛伏在我們的神經節等神經系統裡面。科學家們對已故者進行的檢驗發現，三叉神經神經節有百分之九十七點一水痘帶狀皰疹病毒遺傳子，單純皰疹病毒則較少，只有百分之六十點六。

---

❷ 2010 Detection of varicella-zoster virus DNA in 414 human trigeminal ganglia from cadavers by the polymerase chain reaction: a comparison of the detection rate of varicella-zoster virus and herpes simplex virus type 1, Inoue H, Motani-Saitoh H, Sakurada K, et al. J Med Virol, 2010

另一個重要的發現則是，隨著年齡的增加，特別的是單純皰疹病毒陽性率也增加，這個結果和一般大眾血液中的 IgG 陽性率是一致的，再一次印證截至目前，總被忽視的血液中 IgG 抗體值的存在與否及高低是非常有診斷價值的。

　　也因此，要降低帶狀皰疹及單純疱疹病毒所帶來的傷害，我們勢必需以 QTT 早期確診，才能於皰疹病毒再活性化、發生症狀時，正確且有效地使用抗病毒藥。如此一來不僅皮膚及各種上皮細胞可以保持年輕，更可以減少因為皰疹病毒在神經系統及血管造成的傷害來預防失智症及血管疾病。

　　接下來，本章將開始向大家介紹筆者這十五年來見證數個各年齡階段發生的非典型皰疹診療病例，以及使用抗病毒藥治療的情況與成效。

乳幼兒期

4-2

（在懷孕時經由胎盤進入嬰兒的血液或者組織中的皰疹病
毒引發之皮膚炎）

　　幾乎所有的人對皮膚疾病的認識是「癢癢癢」，治療了
也復發，何時才能有個終結？

　　尤其是發生在兩、三個月大嬰兒的皮膚炎，常常會因為
反覆發生，並在沒有及時治療好的情況下（超過兩個月）被
診斷成異位性皮膚炎。

　　最近十年皮膚科的論文幾乎多認為原因不明、反復發生
的異位性皮膚炎導因於皮膚表皮的角質層效能不足，從而造
成表皮內水分喪失，讓塵埃及各種過敏原、化學物質等刺激
容易進入表皮。因此都會建議出現皮疹的嬰兒家長，首先需
要的處方就是保濕劑。

　　然而這也導致許多皰疹引起的皮疹卻在保濕劑的使用下，
出現越趨嚴重的徵狀。

　　這個小病人是在一個月前由於臉部的皮膚開始出現乾燥脫皮的情況，慢慢地連軀幹也開始長出紅色的小丘疹。醫師為了減輕症狀，指導母親在臉上外用凡士林，在軀幹外用含有肝素的保濕劑但是情況卻慢慢嚴重。

　　下面兩張照片是初診時這位三個月大的女嬰的情況。除了臉部非常乾燥而且發紅有龜裂以外軀幹也可以看到很多紅色的小丘疹。

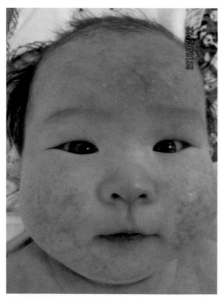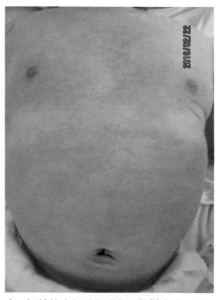

左：臉部非常乾燥、發紅有龜裂　　　　　右：軀幹的大部分都發紅，粗糙有小丘疹。

軀幹皮疹的 QTT 檢查，發現在皮膚深處的真皮層有一個很大的細胞巢而且其構成細胞在高倍顯微鏡下可以觀察到各種不同形狀的氣球細胞，而且有些是多核細胞（圓圈）符合了皰疹病毒感染細胞的條件。

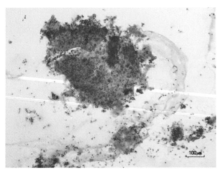

↑ 真皮的大細胞巢

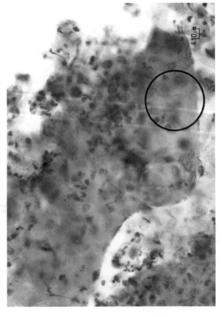

→ 不同形狀的氣球細胞，而且有些是多
　核細胞（圓圈）

　　細胞學檢查發現需要服用抗病毒藥物，因此處方了抗病毒藥糖漿並選擇了適合的類固醇外用藥。一個星期後，回復了健康的肌膚並且以後也沒有再發生同樣的情況。

　　這個三個月大的女嬰在出生一個月後，臉上到軀幹都長出小丘疹，然後慢慢聚合成大小不同的紅色斑塊。小兒科醫生開立的類固醇外用藥雖然一時緩解症狀，但是一停外用藥就馬上再復發，故父母轉而求助筆者的皮膚科診所。

　　在進行了 QTT 檢查後，發現為皰疹病毒感染細胞引起，需要服用抗病毒藥物，因此選擇了適合的類固醇外用藥再加上抗病毒藥糖漿。

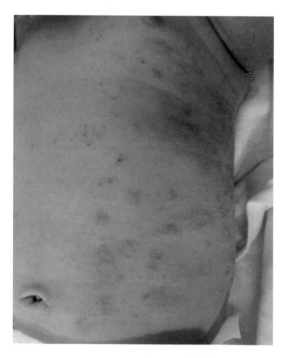

治療前
軀幹由小丘疹慢慢聚合成大小不同的紅色斑塊。

治療後

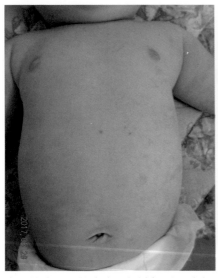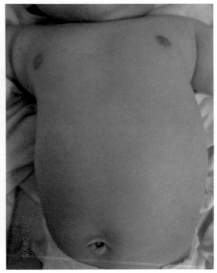

左：治療兩天後皮疹已經減輕至三分之一。
右：十天後複診時軀幹的皮膚已經恢復到嬰兒應該有的光滑亮麗。

　　上面這兩張臨床照片顯示治療兩天後皮疹已經減輕為原本的三分之一，初診十天後，複診時軀幹部已經恢復嬰兒肌膚應有的光滑亮麗。

　　在皮膚恢復正常後，皮膚科醫師便再處方凡士林或含有肝素的保濕劑來保護嬰兒的皮膚不再發生皮疹。這是因為人類的皮膚要到青春期才會有足夠的皮脂來保護皮膚表面不產生龜裂。嬰兒的肌膚因為皮脂分泌不足容易產生龜裂，這也是各科醫師、護士都會建議不要為了保暖將容易堆積塵埃的毛毯或者毛巾被覆蓋在嬰兒身上的原因。

但如果皮膚已有紅斑、龜裂時，首先考慮的則是使用合適的類固醇外用藥。若是使用類固醇外用藥後仍會反復再發，就要盡速進行 2 分鐘細胞學檢查診斷是否原因是皰疹病毒感染細胞。

2 分鐘細胞學檢查的結果告訴我們，因為嬰兒皮膚皮脂不足容易乾燥引起小龜裂，諸如溫度的變化、塵埃及寢具或衣物的摩擦，會刺激嬰兒的末梢神經，讓潛伏於末梢神經的皰疹病毒再活性化、增多而引起皮膚的免疫反應。

小病人皮膚的各種變化就是身體正對抗這些已被免疫系統判定為「異物」的皰疹病毒感染細胞。

這位小病人在此次抗病毒藥的治療後，即便停止外用藥後，經追蹤亦再沒有此種皮疹的反覆發生。這是因為類固醇外用藥的副作用會引起皰疹病毒再活性化增加，而抗病毒藥的治療把皰疹病毒感染細胞減少到不引起免疫反應的程度，嬰兒的皮膚就不再發生皮疹。因此用細胞學檢查早期發現，提早行使「治本療法」是避免反跳現象的基本方法。

　　這位十一個月大的男孩，因軀幹上出現很多如下圖顯示的紅色斑塊，並且發癢，造成男孩不間斷的搔抓而至診所求診。

治療前

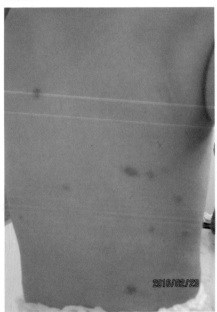

背上面的紅色斑塊

治療後

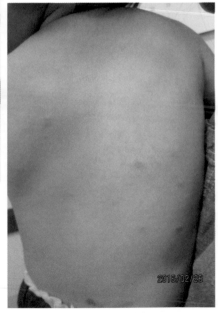

治療三日後，紅色斑塊淡化

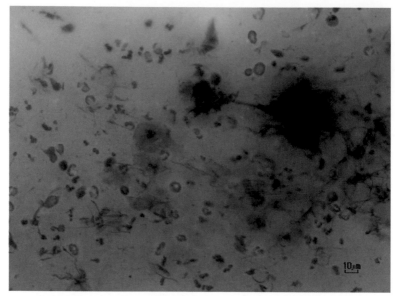

真皮層有很多形狀不同的氣球細胞有些正慢慢退化終會被淘汰

　　以 QTT 檢查後可發現，在皮膚的真皮層有很多形狀不同的氣球細胞，也有已經慢慢退化正在被淘汰的細胞。另外，由斑塊病巢做了遺傳子檢查，也證明有帶狀皰疹病毒存在。

　　這些皮疹在使用抗病毒藥物治療後三天，不僅斑塊的顏色變淡、扁平、縮小，有明顯的改善效果，病人也不再去抓了。十天後完全康復。

　　一個月後雖然顏面及兩手發生同樣的情況，但再使用了一次抗病毒治療後，病人就不再因為這些皮疹的問題而煩惱了。

　　這一位五歲女孩出生後一年就在軀幹部發生了和病例 1、2 兩個嬰兒同樣的紅色皮疹。

　　至四歲為止，大約每年皆因皮疹復發來本院求診一次，每次都在類固醇外用藥、抗病毒藥物及抗過敏藥物服用後痊癒。

　　本次就診間隔上次約兩年，因為咳嗽在嘴唇有部分乾燥肌膚發生了龜裂，並且嘴巴周圍長出像水痘一樣的水皰性丘疹。除了上述症狀，同時也有水皰性丘疹集中於下腹部及大腿周圍和前面出現。

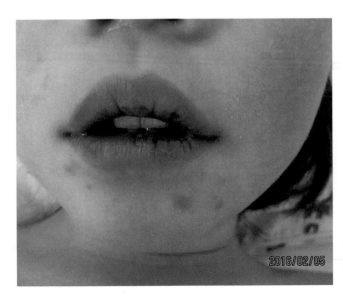

2016/02/05

嘴唇非常乾燥有龜裂，嘴巴周圍有水皰性丘疹

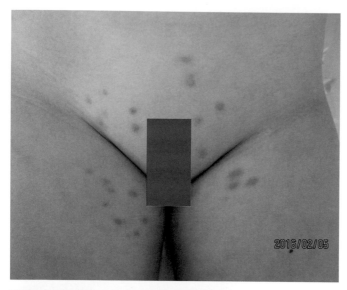

2016/02/05

下腹部及大腿前
面的水皰性丘疹

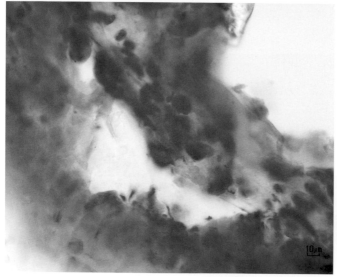

10μm

各種形狀的氣球
細胞

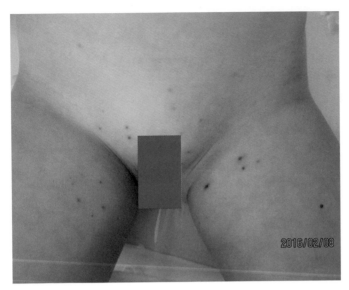

2016/02/08

治療 3 天後

　　透過 QTT 觀察到嘴巴周圍的水皰性丘疹有各種形狀的氣球細胞，而且遺傳子檢查證實這些水皰是帶狀皰疹病毒陽性。這位小病患在使用治療帶狀皰疹之抗病毒藥物三天後，可看到水皰都變小而且乾燥，待繼續治療至痂皮脫落後就可以完全康復。

　　再介紹一位四歲大的女孩，她從出生以後就容易發生蕁麻疹及照片上面所顯示的各種紅色斑瑰。至本院就診前接受皮膚科醫生的副腎皮質荷爾蒙外用處方，但病情時好時壞。

　　因為這位病人的 QTT 及遺傳子檢查顯現帶狀皰疹病毒感染的細胞存在，所以本院開立了抗病毒藥物。我們可以由臨床照片比較治療前三天及十天後，皮疹顏色明顯變淡、扁平、縮小，恢復情況相當好。

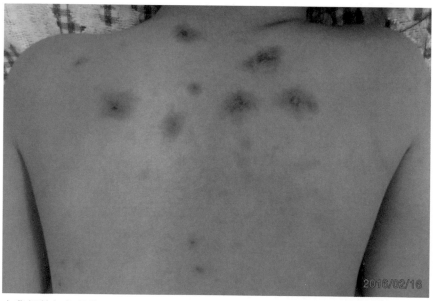

上背部的紅色斑瑰

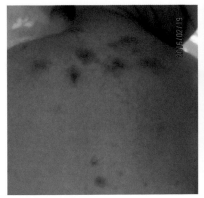 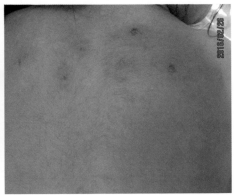

左：治療 3 日後　　　　　　右：治療 10 日後

　　同樣都是小孩（病例 4：五歲，病例 5：四歲），而且遺傳子檢測證明都是因為帶狀皰疹病毒感染細胞引起。病例 5 呈現的是中央有傷口的紅色大斑塊，而病例 4 則是出現數目相當多的水皰性丘疹，為什麼會有如此的差異呢？那是因為病例 5 在一歲的時候接受過水痘帶狀皰疹病毒的預防注射，而病例 4 因為母親的疏忽未接受預防注射。

　　細胞病理學的證據顯示，發生水皰時表示皰疹病毒的增殖力量超越人體的抵抗力，所以很多細胞受到破壞，聚集成水皰。接受過預防注射，或胎兒時期經胎盤及生後由母乳得到母親抗體者，則具備降低皰疹病毒增殖的力量，也就是所謂的抵抗力，這讓免疫細胞能更有效守住皰疹病毒潛伏的細胞，抑制其感染與繁衍。

4-3　學童期：6歲到12歲

　　本節四個學童期病例的臨床表徵都不一樣，但是對治療的反應都非常良好，皆因爲使用了 QTT，發現是因皰疹病毒再活性化所引起的皮膚炎。

病例 1

　　這位六歲的男孩在一年前開始就在他的大腿及下腿發現很多淡黃色的小丘疹，而且數目不斷增加，所以母親帶他到本院求診。這種病人就是教科書上記載常發生於幼童的水疣，也是一種 DNA 病毒感染。這種病毒稱爲水疣病毒，在電子顯微鏡觀察下是皰疹病毒的數倍大。

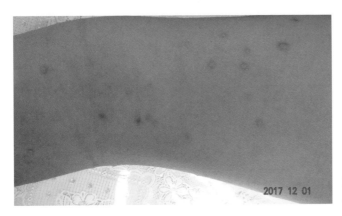

大腿上的淡黃色小
丘疹

　　罹患水疣的病人常常會出現和皰疹病毒，不易分辨的紅
色小丘疹混在其中。這些小丘疹通常很癢，病人抓癢則會增
加擴散進而加重病狀。下一張照片顯示這位病人的左大腿上
也有小丘疹（箭頭）及小腿的抓癢痕（圓圈）。

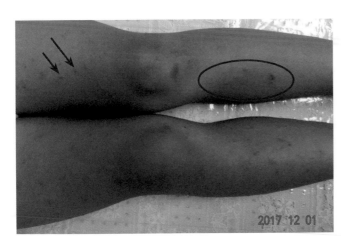

大腿上的淡黃色小
丘疹

在我們診所內的 PCR 遺傳子檢查證明了這些水疙裡面不只有水疙病毒還有帶狀皰疹病毒及單純皰疹病毒，是一種混合感染。

　　下面是另一個病例的電子顯微鏡影像，我們可以很清楚的看到除了像磚塊、比較大的病毒外，中間有一些比較小的，我們稱之為 C 型病毒的皰疹病毒。

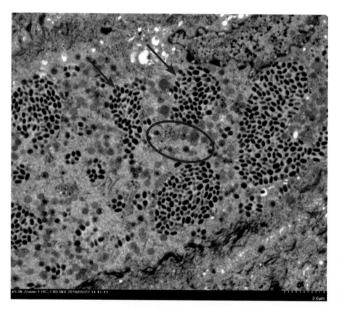

磚塊樣的大病毒
（箭頭）；其間的
C 型病毒（圓圈）

　　這個研究告訴我們，事實上一個細胞不是只被一種病毒所佔據，細胞內的病毒發生增殖時，也是一起增加，而不是只有單純皰疹增加，帶狀皰疹不增加。有了上述的研究結果，

合併皮膚發炎症狀的水疣病人我們也會處方抗病毒藥物，讓這些病情複雜的患者趕快治癒。大家對於罹患一種疾病然後又有另外一種或者別個器官的疾病發生，我們稱為二次感染或合併症應該都非常清楚。但是以上對於水疣的研究用病毒遺傳子檢測及電子顯微鏡，呈現了一個細胞裡面也可以同時存在三種 DNA 病毒則是前所未有。這種以細胞內病毒感染的電子顯微鏡觀察結果的臨床應用，開啟了另一個等待更多醫師參與的醫學研究紀元。

二〇一八年筆者在杜拜第18次世界皮膚科學會發表拿到第三名。就是因為此研究結果創新、獨一無二，而且解決了常因使用鑷子治療而疼痛，無法有效的治療，更何況幼童又正是這類病痛相當普遍的患者。

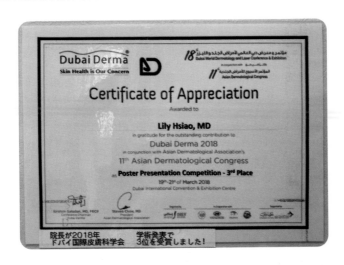

　　這一位九歲的男孩自出生兩個月大後，由面頰往下延伸至軀幹反複發生伴隨搔癢的丘疹及紅斑。到三歲為止大約一年到醫院受診六次。當時都是使用類固醇外用藥來幫助病人減輕搔癢及治療皮疹。

　　這次相隔六年就診，乃因三天前突然由肚臍周圍開始出現許多丘疹，並迅速向乳房的下方擴大。藉 QTT 觀察到毛囊的周圍有氣球細胞，確定是皰疹病毒引起的皮膚炎，於是處方病人服用抗病毒藥物，抗過敏藥物及第四級的類固醇外用。

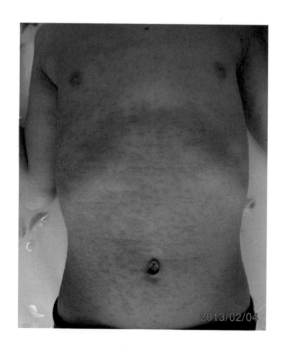

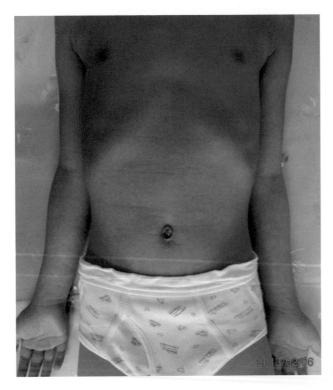

二天後再診時皮疹幾
已消失不見，而且搔
癢的感覺也沒有了

　　這個病人為什麼會突然之間發生如此多的丘疹？檢討起
來，就是到三歲為止的嬰幼兒時期每次都只使用類固醇外用
藥，「治標沒有治本」，所以在皮膚深層堆積了很多皰疹病
毒感染細胞，再加上冬天日夜溫差及溫度的變化，引起皰疹
病毒的再活性化。所幸我們及早給與抗病毒藥物讓病人能夠
及早恢復。

這位十一歲的男孩從十歲起就因為軀幹部常常出現發癢的水皰性丘診,而使用抗病毒藥物治療,他的母親也有很嚴重的反覆性皰疹病毒引致的皮膚炎。

這次就診是因為三天前突然從下腹部長出會刺痛的水皰性丘疹及有小凹陷的傷口,而且一天之內就擴展到胸部及頸部。QTT 顯示在皮膚深層的真皮有氣球細胞巢,所以給予抗病毒及抗過敏的內服藥物。有傷口的地方使用抗生素軟膏,會癢的地方使用第四級的類固醇外用藥。

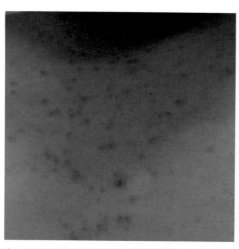
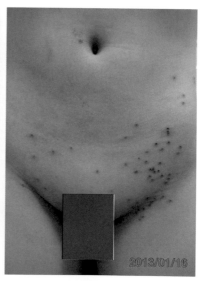

左:擴展到胸部及頸部的水皰性丘疹
右:下腹部長出會刺痛的水皰性丘疹

服用抗病毒、抗過敏藥物及第四級的類固醇外用藥，九天後前胸部的丘疹已消失，而且下腹部的小凹陷的傷口也恢復正常。

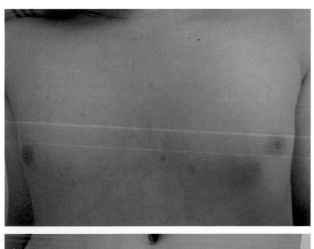

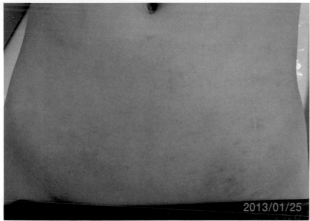

此病患一年前也有一次患部廣泛的皮疹。

抽血檢查發現血液中的單純皰疹 IgG 抗體是 27.1。表示他在過去曾經有多次的單純皰疹病毒再活性化，所以刺激身體產生製造如此多的抗體。

IgE 是用來判斷病人過敏體質的程度，也是異位性皮膚炎的重要指標。從下表中可看出此病人的 IgE 是高出正常（170）一些：198 Iu/ml。

血液檢查　項目名稱	結果	基準值	本院平均
單純皰疹病毒 -IgG 抗體，EIA 值	27.1	< 2.0	30 歲以上 30-50
水皰帶狀皰疹病毒 -IgG 抗體	未檢	< 2.0	20-30
非特異性 -IgE 抗體，定量	198	< 170 IU/mL	

這位十二歲的女孩因為十個月前肘窩及頸部發生了會癢的斑塊，另外在臉上半年前發現有脹大的毛囊，且其中可見黑色的面皰而來院。

雖然該者之前曾到其它醫院求診，但是使用保濕劑及類固醇外用藥沒有看到明顯的效果。這種情況就是教科書上常常記載的，十歲後會慢慢集中在各關節及頸部的異位性皮膚炎症狀。

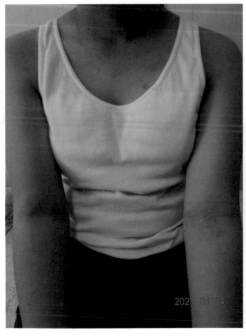

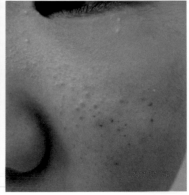

從肘窩的小丘疹做 QTT 檢查後發現有氣球細胞，所以開始用抗病毒藥物治療。十一天後上半身已回復正常，但是臉上的青春痘只恢復了一半。

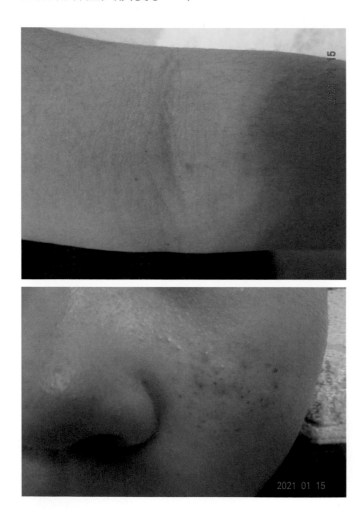

這位女孩從小在冬天就會發生乾燥性皮膚炎，也曾在七歲的時候被診斷為異位性皮膚炎。但是在皮膚恢復正常以後做的血液檢查中，發現異位性皮膚炎的一個重要指標 —— 血液中的 IgE 抗體是 40，比正常的 170 低了很多，其他都沒有什麼問題。另外，單純皰疹及水痘帶狀皰疹病毒的抗體 17.7 和其年齡相當，在我們院內的平均值中，並非異常。

血液檢查　項目名稱	結果	基準值	本院平均
單純皰疹病毒 -IgG 抗體，EIA 值	o.6	< 2.0	30 歲以上 30-50
水疱帶狀皰疹病毒 -IgG 抗體	17.7	< 2.0	20-30
非特異性 -IgE 抗體，定量	40	< 170 IU/mL	

• 小結

　　病例 1 和病例 2 的男孩發生了相當廣泛的皮疹，如果每次發生的時候沒有確實的治療，則潛伏在神經細胞及神經纖維周圍的許旺細胞內的皰疹病毒就越積越多，因此每次都有可能比前一次更嚴重。到最後抗過敏藥物及類固醇外用藥也發揮不了效果，就需要用到副作用更強的藥物。

　　日本 NCNP 神經研究所在去年十月十日發表動物實驗結果，顯示幼兒時期如果有皮膚炎的反覆發生，會誘導青春期憂鬱症的發生❸。根據統計，日本及各個先進國家乳幼兒的異位性皮膚炎罹患率為百分之十五，本書裡提出來的診斷及治療就是以實例證明這些皮膚炎是可以「治本治療」的，我們已經有預防這些幼兒進入青春期時發生精神、神經系統的疾病而影響青少年的正常發展的方法。這種「治本治療」已在敝院實施了十五年。

---

❸　2020.幼少期のアトピー性皮膚炎が思春期の精神疾患を誘導—動物実験でその可能性を証明—国立研究開発法人国立精神・神経医療研究センター (NCNP)

4-4　青年期：13歲到25歲

　　免疫系統負責疾病防禦。免疫系統可以檢測小到病毒，大到寄生蟲等各類病原體和有害物質，並且在正常情況下能夠藉由 MHC 分子（主要組織相容性複合體）將這些物質與個體自身的健康細胞和組織區分開來。免疫系統由免疫器官（脾臟、骨髓、胸腺、淋巴結、扁桃體等）、免疫細胞（淋巴細胞、吞噬細胞等）以及免疫分子（淋巴因子、免疫球蛋白、溶菌　等）組成。骨髓、胸腺、淋巴結的成熟和皮膚疾患最有關係。骨髓是造血組織，製造免疫細胞中的未成熟淋巴細胞（T 細胞與 B 細胞）、顆粒細胞，自然殺傷細胞、未成熟胸腺細胞等。胸腺的主要功能是提供 T 細胞成熟的環境。不成熟的淋巴 T 細胞在骨髓中產生，隨後遷移到胸腺，受到胸腺激素的誘導，成爲成熟但還沒有免疫功能的 T 細胞，再把它們送到脾臟、淋巴系統等周邊淋巴其他器官，讓它們在那裡受胸腺激素的影響進一步成熟，隨時準備抵抗各種對人體有害的敵人。

　　誕生後胸腺在新生兒及幼兒期旺盛地訓練了很多 T 淋巴球，到了青春期的全盛時期總重量達到最高的 30 到 40 公克。由於結婚、生子、育兒的平均年齡比以前晚了四年左右，所以科學家們最近的觀念是青春期是由十三歲到二十五歲爲止。這段時期也是免疫系統的全盛期。

這是一張皮膚的構造圖，我們可清楚看到在皮膚脂肪層的最深層的有三條平行走向的重要命脈：紅色的是負責輸送血液到全身各處的動脈；藍色的是把末稍組織產生的各種老廢物運送回心臟的靜脈；另外一條綠色的就是我們一直在向各位介紹的末梢神經纖維。這條末梢神經一直延伸到表皮，除了支配毛囊的生長並控制立毛筋的運動。大家都很熟悉緊張起來或太冷的時候會起雞皮疙瘩，就是這條神經的作用。另外這條神經也是我們的中樞神經和皮膚最深層的毛囊表皮細胞的接點。

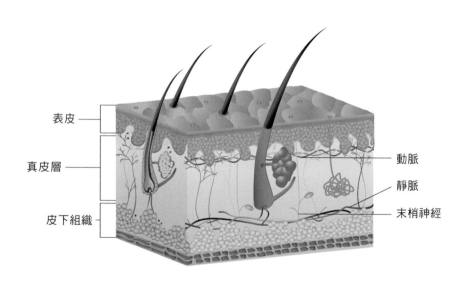

表皮

真皮層

皮下組織

動脈

靜脈

末梢神經

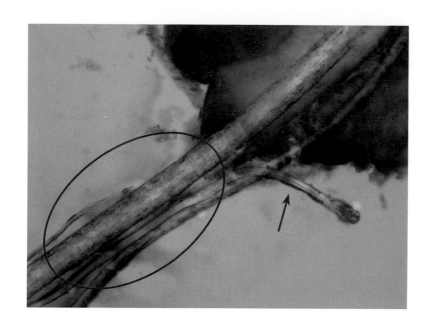

　　上面是透過 QTT 觀察到，出現在肘窩丘疹上由真皮層到皮膚表面的兩根毛髮。正常時包圍在毛髮旁邊的上皮細胞已經因為嚴重發炎反應被破壞無遺，只剩下毛幹。在圓圈裡面我們可以看到末梢神經纖維環繞在毛幹周圍，另一端斷裂在表皮下面（箭頭）。這也是慢性皮膚病的病人有時會有毛髮脫落或者眉毛稀疏的原因。免疫系統成熟以後為了減少堆積在末梢神經纖維旁邊的皰疹病毒，會沿著末梢神經將皰疹病毒送到毛囊上皮細胞❹排除到皮膚表面。4

❹ Axonal transport of herpes simplex virions to epidermal cells: evidence for a specialized mode of virus transport and assembly. M E Penfold and P Armati. Proc Natl Acad Sci U S A. 1994 Jul 5; 91(14): 6529–6533.

若皰疹病毒堆積太多會引起發炎反應，除紅腫外，有時還會痛，這也就是青春期的男女常常會煩惱的青春痘。

　　B 細胞通過其表面的抗體分子特異性結合外源抗原，從而識別病原體。如下圖右面所示，這些抗體在血漿和淋巴液內循環，結合到表達對應抗原的病原體上，被抗體所標識的病原體很快被補體系統或吞噬細胞所消滅。抗體也能夠發揮「中和」效應讓病毒溶解。另外通過與病毒表面受體（用於感染細胞）結合，如下圖左面和殺傷型 T 細胞、自然殺手細胞聯手發揮抗体相關性細胞障害來加速被感染細胞的程序性死亡 PD-1(programmed cell death)。細胞組織學上就是 QTT 常常觀察到的花環狀衛星細胞壞死（Satellite cell necrosis rosette formation）

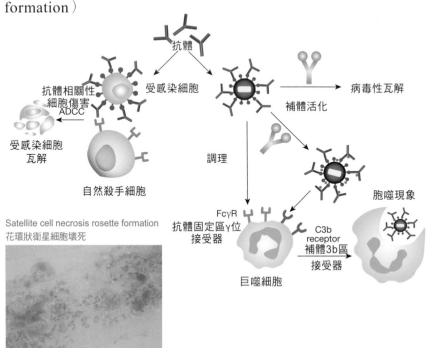

Satellite cell necrosis rosette formation
花環狀衛星細胞壞死

　　這位二十一歲的男性因為三個禮拜前四肢（特別是肘窩及膝蓋後面）還有腰部、臀部慢慢出現了搔癢性的紅色斑塊。肘窩上下只有紅斑，但是膝蓋後面因為長期的搔癢所以形成很厚的紅色斑塊。因為這位病人在十四歲的時候曾有口內炎及單純皰疹的病史，並接受過一次抗病毒藥物治療，根據其病史，我們開始了抗病毒藥物、抗過敏藥物及第二級的類固醇外用藥。

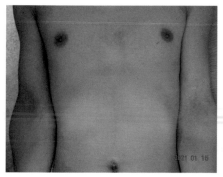
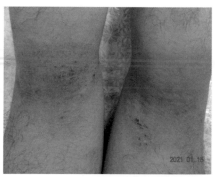

　　血液檢查的結果顯示雖然曾有單純皰疹的病史，但是單純皰疹病毒抗體還在 2.0 以下，而水痘帶狀皰疹病毒抗體和年齡相當並沒有特別嚴重，但 IgE 抗體已經快要超過正常值。

血液檢查　項目名稱	結果	基準值	本院平均
單純皰疹病毒 -IgG 抗體，EIA 值	0.3	< 2.0	30 歲以上 30-50
水疱帶狀皰疹病毒 -IgG 抗體	12.9	< 2.0	20-30
非特異性 -IgE 抗體，定量	170	< 170 IU/mL	

　　九天後病人回診，雖然最嚴重的膝蓋後面只剩一些紅斑，但我們要求病人每日晚飯後，再連續服用十天抗病毒藥，才結束此次療程。

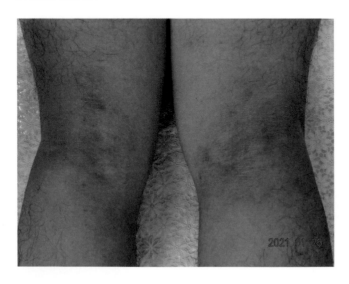

　　這位十六歲的女孩一個月前就因為額頭及臉頰出現了紅色的丘疹、膿疱，並伴隨著疼痛的紅斑來本院求診。這種情況是在中、高學生常常看到的青春期的青春痘。

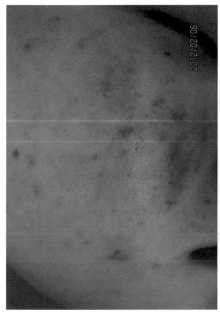

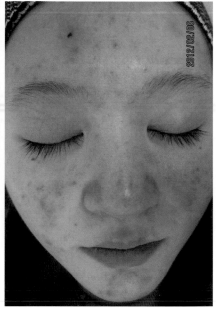

從額頭的膿皰做了 QTT 發現可以看到表皮下有很多已經退化的末梢神經。

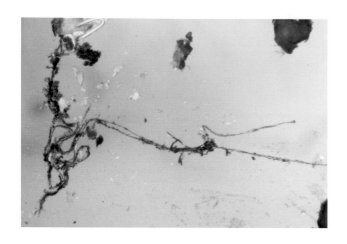

在高倍下觀察到兩條被氣球細胞巢包圍的末梢神經在表皮的基底層交叉。

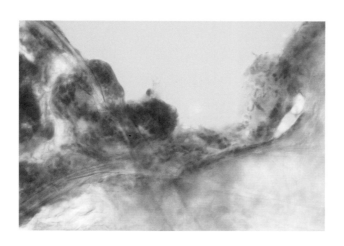

經過抗病毒藥物七天的治療後，紅斑消失而且丘疹也幾乎不見了。

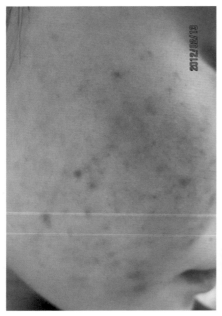

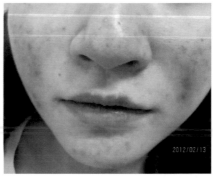

　　這位病患的青春痘是從十四歲開始。十五歲時的血液檢查，單純病毒皰疹 IgG 抗體已相當於三十歲以上的成人數值。該病患血液檢查之結果和細胞學檢查相符合，表示這位病患在過去常有單純皰疹病毒的反覆發生，而在青春期時以青春痘的型態發病。

血液檢查　項目名稱	結果	基準值	本院平均
單純皰疹病毒 -IgG 抗體，EIA 值	52.3	< 2.0	30 歲以上 30-50
水疱帶狀皰疹病毒 -IgG 抗體	未檢查	< 2.0	20-30
非特異性 -IgE 抗體，定量	20.6	< 170 IU/mL	

　　這位男孩在九歲時曾在本院被診斷因皰疹病毒引起的四肢濕疹。再次來院時已十五歲。

　　病患一週前左腰部出現了伴隨著疼痛的紅色斑塊，另外三週前在左肘窩出現了紅色丘疹斑塊，但是因為不太嚴重就沒有治療，而臉上的青春痘則已擱置很久了。

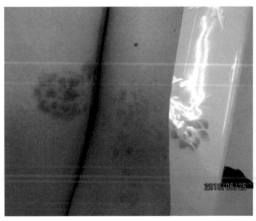

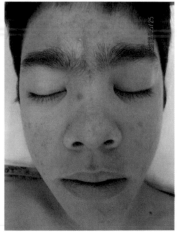

從腰部的紅色丘疹之 QTT 可以看到在皮膚深處的真皮層裡有各種大小不同的氣球細胞（圓圈）而且有些氣球細胞的細胞膜比正常厚（箭頭）表示在細胞核內增殖的病毒已經被運送到細胞膜表面準備傳染其他細胞。

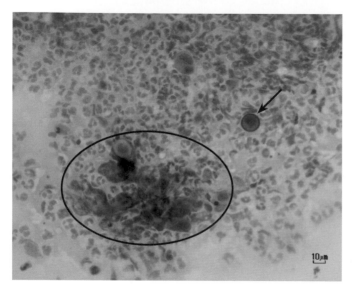

真皮層裡有各種
大小不同的氣球
細胞（圓圈）
有些氣球細胞的
細胞膜比正常厚
（箭頭）

　　另一方面從左肘取樣的 QTT，看到表皮層的一部分剛開始有氣球變性（下圖圓圈），顯示細胞內病毒的增殖並不多。用治療帶狀皰疹的劑量投藥，兩天後左肘紅色丘疹幾乎消失，但是帶狀皰疹的地方大約只消失了一半。病人的血液檢查反映出他的血液裡因罹患帶狀皰疹，製造了很多特異性 IgG 來對抗此次疾病，數值增加到超過 128（下頁表格）。

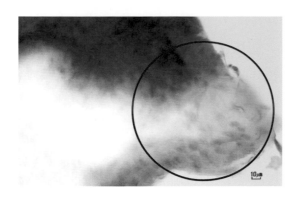

血液檢查　項目名稱	結果	基準值	本院平均
單純皰疹病毒 -IgG 抗體，EIA 值	<2.0	< 2.0	30 歲以上 30-50
水疱帶狀皰疹病毒 -IgG 抗體	>128	< 2.0	20-30
非特異性 -IgE 抗體，定量	122	< 170 IU/mL	

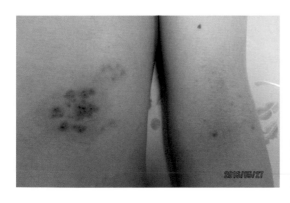

兩天後左邊的紅色丘疹幾乎已經消失但是帶狀皰疹的地方大約只消失了一半

• 小結

　　本節第一個病例告訴我們，有單純皰疹病史的人若罹患皮膚炎應接受 QTT 檢測，如果能在早期判斷是因皰疹病毒所引起，治療效果是非常快速而且完全的。

　　第二個病例告訴我們國、高中學生的青春痘事實上是因為皰疹病毒引起的。當然遵照治療規範塗敷外用藥膏，也可以讓青春痘慢慢縮小、減輕症狀。但亦可能因治療時間拉長，造成因擔心惡化而引起心情緊張、精神無法集中，進而影響學業，同時也可能會留下明顯的疤痕。

　　最後一個病例，患者身上先後出現了青春痘、皮膚炎及帶狀皰疹。因為用 QTT 確定是皰疹病毒引起，故得以早期服用抗病毒藥物。我們在前面曾提過水痘是一個細胞裡面有三種不同的病毒存在，而這個病例的情況則是皰疹病毒同時引起了三種臨床表徵，但也都在服用抗病毒藥後有明顯的效果進而治癒。

　　青年期最煩惱的就是臉上的青春痘。

　　經常出現於日本的電視上的演藝人員也是頗有名氣的一位 Youtuber 也 在本院治癒了青春痘。她去年七月到本院來錄製了下面的影片已經有十七萬人以上點閱。到現在仍然有病人是看了這個影片來到本院求診，可見有著青春痘煩惱的年輕人非常多，以下提供給讀者們參考。

　　〔什麼是美麗肌膚〕我問過皮膚科專家～青春痘治療
　　https://pse.is/3tqagc 或掃描 QRcode

4-5　壯年期：26歲到60歲

二十六歲到六十歲正是社會結構裡的中堅分子，而且在科技進步的影響下，便利的照明與各種電力的支撐，更拉長了工作的時程，而吸引人的各種資訊、遊戲也不斷占用應有的睡眠時間，不斷累積人體的疲勞指數。

科學家們建議此年齡層的睡眠時間是六個半鐘頭到七個鐘頭，但是大多數人不是未達此標準就是睡覺的品質不好而讓健康亮起紅燈。

人體也像所有的機器一樣，在停下來的時候（即睡覺的時候）才能夠修復我們在緊張工作時造成的身體傷害。另外免疫系統製造了抗體、T-淋巴球和自然殺傷細胞協力包圍皰疹病毒感染細胞的機制，也通常是在我們副交感神經優位，即身體完全輕鬆睡覺的時候才能順利進行。

青壯年期最常發生的皮膚疾病是蕁麻疹、因工作環境易造成發汗或各種刺激所形成的漿液性丘疹、或是以往常出現在五十歲以上，但今日三十歲左右便開始出現的疣贅、脂肪堆積及黑斑。這些皮膚狀況的成因除了缺少充足的休息以外，也都與皰疹病毒的活性化脫不了干係。

　　這位三十四歲男性三個月前，頭部後方髮際位置出現了一個硬塊結節，有觸痛感，且漸漸擴大，後續左邊不僅長出類似的結節，脖子左邊也出現了一個腫大的淋巴節。

　　他曾於皮膚科醫院就診，並服用抗生素，但病情仍慢慢惡化成照片上的情況。

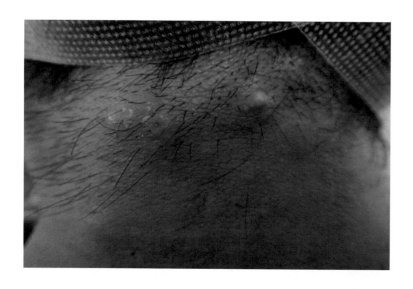

透過 QTT 觀察到右邊膿皰在皮膚深層有明顯被破壞的末梢神經，其周圍還斷斷續續的有氣球細胞巢（圓圈）。高倍放大觀察時，發現氣球細胞也聚集成巨細胞。

　　在另一張顯微鏡照片中，我們可以看到細胞膜很厚的氣球細胞及巨細胞。更觀察到數個被白血球包圍起來，已經失去活性的細胞（圓圈）。

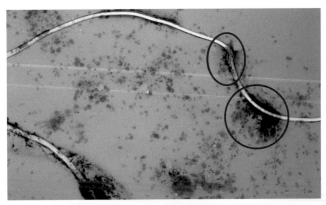

真皮層裡有各種大
小不同的氣球細胞
（圓圈）

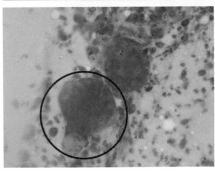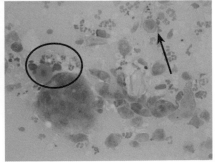

左：氣球細胞聚集成巨細胞
右：細胞膜很厚的氣球細胞（箭頭）及巨細胞及數個被白血球包圍起來的已經失
　　去活性的細胞（圓圈）

我們的免疫系統不僅時時刻刻在包圍，並汰除不需要、喪失功能、發生病變的細胞甚至癌細胞，這種現象可以說是我們身體發揮免疫力的基本單位（二○一八年日本京都大學的本庶教授得到諾貝爾獎，就是經由發現、控制此種現象：細胞程序性死亡 PD-1（programmed cell death）研發出加強此種現象的「癌症免疫療法」而獲得諾貝爾獎）。

　　病人開始服用抗病毒藥物十二天後只剩下一個尚未完全治癒的結節、淋巴節也在五天後就開始消失了。

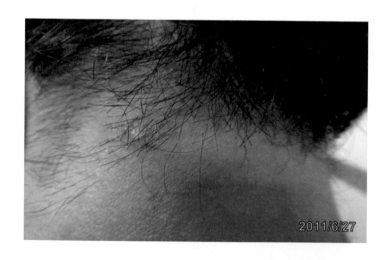

　　這位五十五歲女性患者二十年前曾發生和皰疹病毒有關的多形性紅斑全身性皮疹。該病患一週前突然兩手，尤其是左手，出現了許多的小水皰，並融合成大水皰。

　　藉 QTT 檢測找到了大小不同的氣球細胞，開立抗病毒藥物服用後水皰慢慢乾枯，脫了一層皮而痊癒。

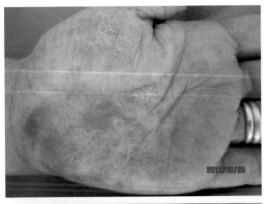

左手有由小水皰融合成大水皰的部分。

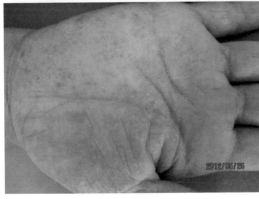

右手也出現了許多的小水皰。

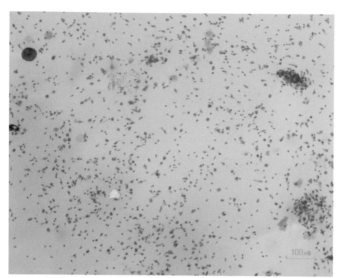

2分鐘細胞學檢查觀察到水皰內有氣球細胞巢。

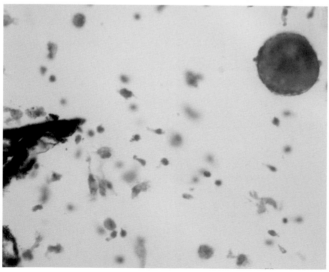

在高倍下觀察到淋巴球的10倍以上大的氣球細胞。

　　另外一位四十七歲女性七年前有過口唇單純皰疹，臉上也曾發生過濕疹。

　　該病患一週前，兩手背突然出現很多非常癢的紅色小丘疹。數量慢慢增加，且以右手背的內側為多。服用皰疹病毒治療藥物，經一週的恢復後，患處已近乎痊癒。

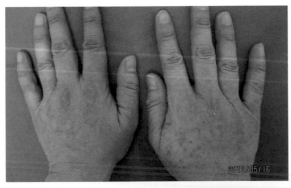

兩手背突然出現很多非常癢的丘疹

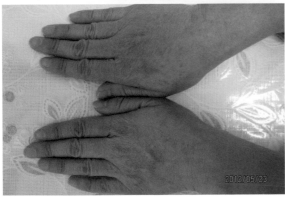

服用皰疹病毒藥物一個星期以後恢復到幾乎接近正常

　　這位四十二歲女性從小就被診斷為異位性皮膚炎。成年後長期在日本北海道有名的異位性皮膚炎治療中心接受治療。「嚴重的時候入院」，「不嚴重的時候由醫院郵寄祕方來繼續治療」。因兩個月前除了出現乾燥性的斑塊外，斑塊中心更出現小傷口，而且小腿上慢慢出現會痛會癢的丘疹，尤其在膝蓋上面聚集成很大的斑塊。從這個斑塊取樣帶狀皰疹的遺傳子檢測是陽性，同時 QTT 也觀察到很多氣球細胞。

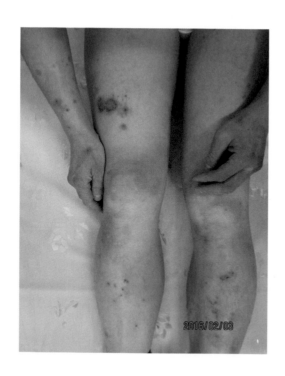

這位病人除了持續服用抗過敏劑、類固醇外用藥之外，加入本院處方的抗病毒藥物，九天後再診時傷口都已經治癒。

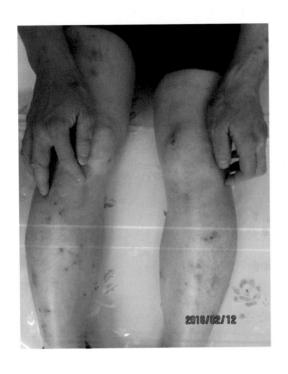

　　本案例再次告訴我們治療皮膚炎需要「治本療法」，才不會因只治標而發生這種全身擴散的情況，尤其是類固醇外用更會降低自然免疫力。在診治病人時除了利用 QTT 檢測有否皰疹病毒的再活性化，也需要用革蘭氏顯微鏡檢查或細菌培養檢查是否併發細菌感染，若呈陽性，需加入抗生素一起治療。

• 小結

　　由病例 2 和病例 3 可發現，女性在手掌或手背發生皮疹時常常會被診斷爲汗疹（病例 2），或是因洗潔劑及護手的手套引起的接觸性皮膚炎（病例 3），如果外敷類固醇軟膏沒有良好的治療效果時，最好像這兩位病人利用 QTT 檢測皰疹病毒，不僅效果好，更可治癒病症，亦同時減少未引起症狀但潛伏於體內的皰疹病毒感染細胞。

　　雙手發生慢性皮膚炎是家庭主婦常見且極度煩惱的病症，如反覆出現或久治不癒，更令人不堪其擾。而依筆者的從業經驗，曾經罹患皰疹後痊癒的病人，再次複診時，九成依然爲皰疹病毒再發而引致其他部位的皮疹，因此若身爲女性的妳遇上反覆出現，或久治不癒的皮膚炎，切莫忘了及早檢測是否皰疹病毒感染，從而完成根本上的治療。

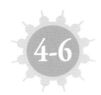

4-6　老人期：61歲以後

　　進入老年期，此時人體的免疫力下降，因此伴隨著皰疹病毒再活性化，更易與其它皮膚疾病一同出現，甚至被其症狀所掩蓋，然而若不能正確檢測出病毒的感染而適當施以抗病毒藥，除了無法根治症狀而反覆出現外，更容易持續堆積體內的皰疹病毒，併發更嚴重的徵狀。

病例 1

　　這位六十五歲的女性在五天前上肢出現會癢的水皰性丘疹，而且一部分形成中間暗紅色的鏢靶病灶，並擴展至軀幹及四肢，融合成範圍很大的斑塊。

　　皮膚科的教科書上記載這種「多形性紅斑」會發生於細菌感染之後，因為皮疹範圍很大情況嚴重，所以上一個醫院處方了類固醇的內服及外用藥。但是病人自覺病症更加嚴重，故轉而至本院求診。因為 QTT 是陽性，確定是因皰疹病毒引起的多形性紅斑，故開始抗病毒藥物治療。

治療前

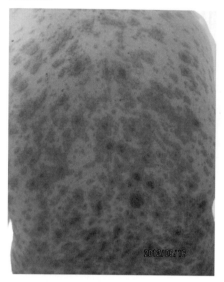

治療後

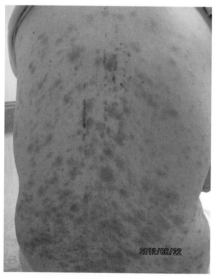

治療六天後

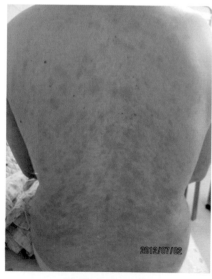

治療十六天後

血液檢查　項目名稱	結果	基準值	本院平均
單純皰疹病毒 -IgG 抗體，EIA 值	14.5	< 2.0	30 歲以上 30-50
水疱帶狀皰疹病毒 -IgG 抗體	未檢	< 2.0	20-30
非特異性 -IgE 抗體，定量	10.2	< 170 IU/mL	

　　血液檢查結果都在正常範圍內。治療六天後，紅色斑塊急速消退，剩下不到二分之一，再過十天只剩下一些色素沉澱，病人非常滿意。

　　根據統計，多形性紅斑常因各種藥物、細菌及病毒感染後引起。由於病人通常服用很多種藥物，雖然血液檢查可驗出特定淋巴球有否對某種藥物發生反應（藥劑添加淋巴球刺激試驗）。但是停止服用那些藥物有時並沒有產生效果，進而演變成慢性或增惡成中毒性表皮壞死。

　　在本院，有皰疹病毒病史的病人會優先考慮施以 QTT，確定多型性紅斑是否因皰疹病毒感染細胞所引起。換言之，QTT 是鑑別皰疹病毒再活性化，或檢測是否藥物中毒最快、最方便的方法。

　　這位七十三歲的女性病患四天前右腳的拇趾、第二趾、第三趾中間出現了很多小水皰，慢慢擴展到足背而且有一部分已經發生脫皮現象。

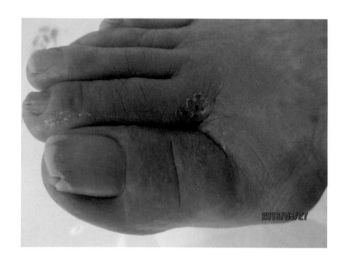

　　QTT 觀察到氣球細胞巢之間也有巨細胞（箭頭）、而且觀察到細胞跟細胞之間有許多真菌包子（圓圈）。這顯示病人的足趾之間發生的真菌感染（香港腳）是因為皰疹病毒的再活性化，導致局部免疫力降低而造成的二次感染。所以病人局部患處需要用香港腳外用藥，另外還需服用抗病毒藥物才會根治。

常有人抱怨香港腳怎麼治都治不好到最後連指甲都變厚，走路不方便。如果您曾在身體其他部位有過皰疹的話，那麼這類狀況就有可能是因為皰疹病毒引起的所以需要服用抗病毒藥物。

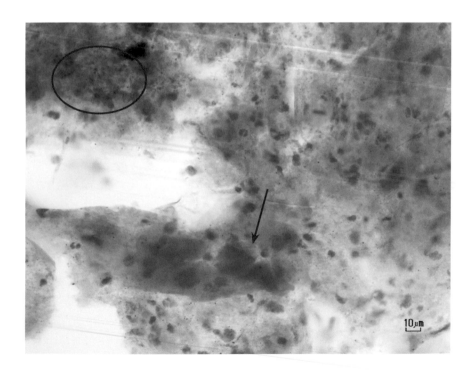

10 μm

　　這位七十八歲的女性患者在六十四歲左右，顏面及下肢發生過嚴重的皮膚炎，而七十歲左右上臉上曾出現一些人類乳突病毒引起的小疣贅。

　　此次是因為就診兩天前，顏面突然發生很多小小的水皰，同時在顏面及頸部出現廣範圍的紅斑，並且很癢很不舒服。尤其頸部的紅斑及周圍可以看到很多疣贅（箭頭）。

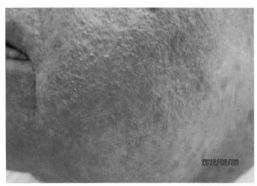

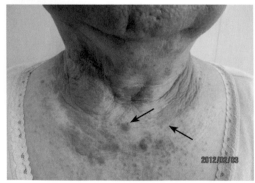

QTT 觀察到已經被破壞的末梢神經，而且旁邊還有很多不同大小的氣球細胞及氣球細胞巢（圓圈）。

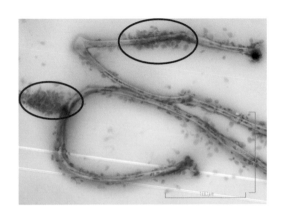

　　這個病人除了需要抗病毒藥物來治療皰疹病毒的再活性化外，還需要皮膚科常常使用的液態氮冷凍療法治療疣贅。

　　經過兩個禮拜的治療我們可以看到紅斑已經消失，只剩下一些疣贅尚未完全消失。

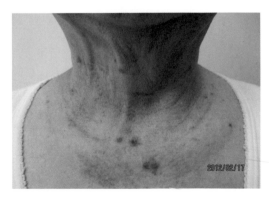

治療兩個星期後

血液檢查　項目名稱	結果	基準值	本院平均
單純皰疹病毒 -IgG 抗體，EIA 值	57.7	< 2.0	30 歲以上 30-50
水疱帶狀皰疹病毒 -IgG 抗體	未檢	< 2.0	20-30
非特異性 -IgE 抗體，定量	26.6	< 170 IU/mL	

　　血液檢查結果，單純皰疹病毒 -IgG 抗體比本院平均值高。IgE 在正常範圍、低於基準值。

　　疣贅的致病因子是人類乳突病毒，也是 DNA 病毒。它和皰疹病毒事實上構造非常相似，只是乳突病毒在外層沒有被套，因為到現在為止還無法在人體細胞以外的環境培養乳突病毒，所以科學家們只知道某種種類會引起子宮頸癌、肺腺癌等，無法像單純皰疹病毒一樣被研究得很透徹。

　　去年四月，這位六十四歲的病人軀幹曾出現三次伴隨著搔癢的紅色斑塊，經過 QTT 確定是因為皰疹病毒引起的。在經五天治療後完全痊癒。

　　此次就診則是因為右邊的肩膀及屁股的上方（我們稱之為仙骨部）發生紅色丘疹斑塊。

　　因為病症於就診前兩個星期前就發生了，所以此時周邊有一些自然緩解後留下的色素斑。

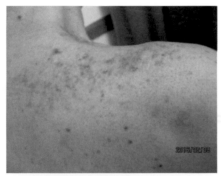

上：右邊的肩膀紅色丘疹斑塊
下左：治療 4 天後
下右：治療 25 天後

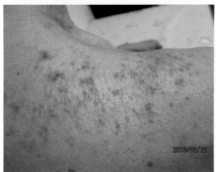

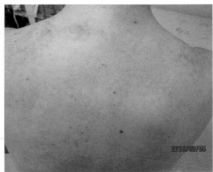

下表可見本病例血液檢查結果，單純皰疹病毒 -IgG 抗體在本院平均值內，IgE 在正常範圍、低於基準值。

血液檢查　項目名稱	結果	基準值	本院平均
單純皰疹病毒 -IgG 抗體，EIA 值	37.8	< 2.0	30 歲以上 30-50
水皰帶狀皰疹病毒 -IgG 抗體	未檢	< 2.0	20-30
非特異性 -IgE 抗體，定量	4.8	< 170 IU/mL	

除了 QTT 檢測，遺傳子檢測也證實本次病症依然是帶狀皰疹病毒引起的。但是因為有一部分紅斑已形成疣贅，所以需要冷凍療法及一天一次的抗病毒藥物內服。經過四個星期以後才痊癒。

這兩個病例（病例 3、病例 4）告訴我們人體也會對乳突病毒產生如皰疹病毒一樣的免疫反應，進而引起皮膚炎。幸運的是，因為乳突病毒除了沒有外套以外構造和皰疹病毒非常相似，所以皰疹病毒的抗病毒藥也對乳突病毒引起的疣贅發生作用，可以有效地治療。

• 小結

過了六十歲後，由於免疫力隨著年齡降低，更容易發生皰疹病毒的再活性化。比如本節最後這兩個案例，若沒有檢查出是因為皰疹病毒引起，就可能和4-2節提到的乳幼兒病例一樣，反覆出現發紅發癢，但是血液中IgE在正常範圍的皮膚炎，這種情況，皮膚科教科書上稱為「內因性異位性皮膚炎」，以此和外來抗原引起的異位性皮膚炎區分。不過我想讀者們看到這裡，應該會清楚地了解此種皮膚炎還是能找到病因的，病因就是潛伏在我們體內的皰疹病毒。

據統計有百分之九十以上的人在體內潛伏著水痘帶狀皰疹病毒；百分之六十左右的人潛伏著單純皰疹病毒，但是讀者們也不必太過擔心，只要在它們再活性化時對症下藥，就可以得到良好的效果，而不至於遷延成為慢性病。

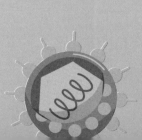

第五章

其他疾病與
皰疹的關係

受到病毒數量、患者的免疫及神經系統健康度、年齡或皮膚特性等原因，並非所有罹患帶狀皰疹的患者身上都會出現併發症，但一旦出現併發症，則需特別注意，它們很容易就會以後遺症的形式殘留在患者身上，本章將來談談一些容易與皰疹病毒一同出現的疾病與併發症。

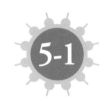

5-1

傳染性膿痂疹與腎炎

傳染性膿痂疹會併發腎炎，是幼兒期最需注意的急性疾病之一。

幼兒、學齡期兒童夏季常常突然在四肢或軀幹發生會破皮的水皰，並迅速地擴展到其他部位，這類情況，由病巢取樣作細菌培養證明，多數是黃色葡萄球菌，還有溶血性鏈球菌等細菌所引起。除了抗生素軟膏的外用以外，也需要服用抗生素。然而，筆者卻也常常碰到內服一個星期無效，再換其它抗生素治療也無效的病人。

從十五年前開始，筆者在這類病患發病初期馬上進行QTT 檢測，許多患有上述症狀且細胞學檢查陽性的病人使用抗病毒藥物後，大約七至十天就會像下面介紹的女孩一樣完全恢復。

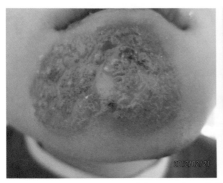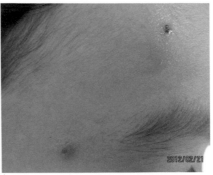

這位六歲的女孩在十天前在下巴出現水皰性丘疹，漸漸融合成有黃色滲出液的斑塊（左圖）。另外，在右眼的外側也有水皰性丘疹（右圖）。

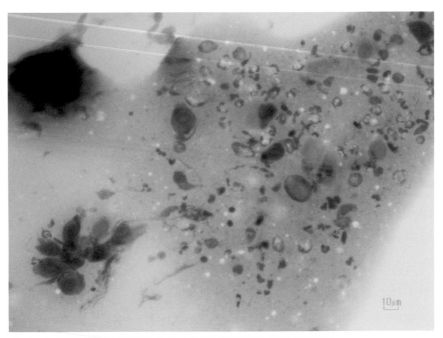

從下巴取樣進行 2 分鐘細胞學檢查可以觀察到表皮下的真皮層。
有氣球細胞、氣球細胞巢，確定是因為皰疹病毒引起的膿痂疹，使用了一週的抗病毒藥物。

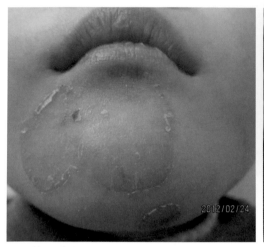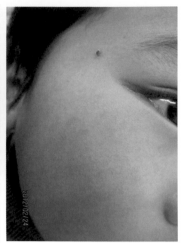

三天後回診時，病巢已脫落、恢復狀況相當良好。

　　為何直至今日，傳染性膿痂疹仍會被認為是由細菌，而不是由皰疹病毒引起的呢？這是因為病毒的培養比起細菌培養方法及設備都比較複雜，而且需要至少一個星期的時間。反之，細菌培養只要一、兩天就可以得到結果，而且病毒培養常因為各種因素，發生「偽陰性」的現象（雖然病巢有病毒存在，但病毒培養沒有辦法顯現陽性）。反之筆者施用 QTT 檢查，可以清楚顯現皰疹病毒增殖時的氣球細胞及巨大細胞，藉此迅速診斷是因皰疹病毒活性化引起。因此，QTT 也是早期可以診斷出傳染性膿痂疹是否由皰疹病毒引致的方法。

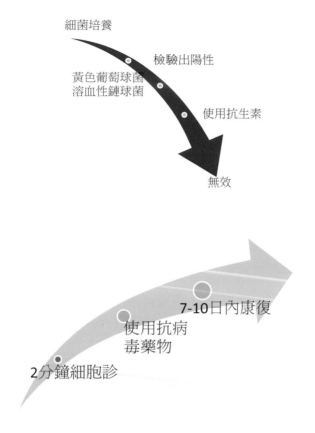

細菌培養

檢驗出陽性

黃色葡萄球菌
溶血性鏈球菌

使用抗生素

無效

7-10日內康復

使用抗病
毒藥物

2分鐘細胞診

　　以上的情形同樣發生在罹患傳染性膿痂疹後的腎炎。根據文獻記載，傳染性膿痂疹的病人在發病後二到四星期有可能併發急性腎炎❺。目前為止，雖然知道腎炎會由細菌感染或者病毒等引起，但是缺乏診斷出正確原因的方法，仍被認為是原因不明的慢性炎症。

---

❺　2018.04.Oct.Poststreptococcal glomerulonephritis, KidsHealth.NZ.

急性腎炎病狀輕時需要控制水分、減鹽分，以及注意血壓，嚴重時需要內服有全身性副作用的免疫抑制劑來治療。隨著基因檢測的進步，這五年來科學家們已經發現並公布有相當多種可以引致腎炎的病毒❻。讓人擔心的是，腎炎無法像皮膚的病變一樣可由外表看到症狀，更容易在不知不覺之中發生病變。

　　腎臟是排出身體不需要的水分、電解質，以維持血液、電解質平衡的重要器官。吾人往往在症狀之初不知不覺，直到下肢浮腫沒有胃口時，才到醫院檢查。此時，腎功能已經衰退，發展成慢性腎炎，若藥物治療沒有效果，就得洗腎一輩子，屆時病人、家屬都會跟著受苦，影響生活品質。因此，腎臟病亦是亟需早期診斷、早期治療的疾病。

　　筆者十年前就懷疑有些慢性腎炎是因為皰疹病毒所引起。而從二○一五年起，腎臟內科醫生已將病毒列入慢性腎臟病的原因之一，並著手開發利用抗病毒藥治療這些現階段需要用免疫抑制劑來治療的疾病。這也佐證了筆者的推論。

　　基於皰疹病毒無所不在的特性，希望不久後的未來，各科醫師將會密切注意發生於皮膚、口腔、鼻腔黏膜，及腸胃道的各種病症與皰疹病毒間的關係，而各科醫師可以內視鏡觀察內臟病變，並進行細胞學檢查。

---

❻　2015. Viral-associated glomerulopathies in children. Scott E Wenderfer. Pediatr Nephrol.; 30(11): 1929－1938.

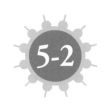

5-2 膠原病與系統性紅斑性狼瘡

　　所謂的膠原病，是指全身多個內臟器官發生慢性發炎反應，並且因此引起器官的機能障礙。根據醫學文獻上記載，膠原病是一種自我免疫疾病，是身體的免疫系統發生過分反應，不僅淋巴球會製造對抗自己的細胞核或細胞質的抗體，而且這些抗體和細胞核或細胞質的一部分反應，產生了免疫複合體，這些免疫複合體便在血液或各個器官裡造成了慢性發炎反應。

　　膠原病，包括下一節敘述的慢性關節炎，也會發生於皮下組織造成硬皮症，如果肺部也有同樣反應時，則肺內纖維芽細胞增生、引起肺纖維化，病人有可能因為呼吸衰竭而喪生。另外，發生於肌肉或皮下組織就會引致筋肉痛、肌肉無力及皮膚發生紅斑等，我們稱皮膚筋炎。

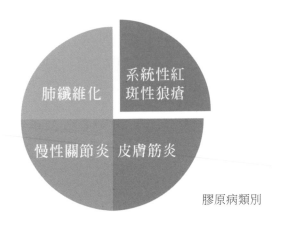

膠原病類別

系統性紅斑性狼瘡（Systemic Lupus Erythematous）是膠原病的代表性疾病。二〇〇八年科學家開始懷疑，自我免疫疾病和各種病毒再活性化間的關係，發現特別與帶狀皰疹病毒有關。有文獻證實，系統性紅斑性狼瘡的病人在痊癒或發病後都有更大的機率罹患帶狀皰疹，尤其是療程中更比一般民眾高出兩倍左右的罹患頻率[7]。

二〇一六年醫學文獻上也出現了一篇報導：系統性紅斑性狼瘡的住院病人，有百分之九點四三罹患皰疹病毒疾病，而且容易引起嚴重的併發症[8]。因此，建議全身性紅斑性狼瘡的病人只要身體有發生水皰，就要注意是否有皰疹病毒感染，而且當有髓膜刺激症狀時，要抽出脊髓液來檢查是否有皰疹病毒引致的脊髓炎、腦炎，或者腦膜炎。

脊髓液檢查包括測試這些病人的脊髓液是否有過多的細胞、纖維、蛋白質，抗體及糖分，尤其早期會出現的帶狀皰疹病毒 IgG 及單純皰疹病毒 IgG 抗體，這些指數比病毒基因檢測更能早期診斷、治療病人[9]。

年輕的懷孕女性（十八到四十五歲）比較會發生系統性紅斑性狼瘡，此病會影響體內的多種器官，除了侵犯人體的關節、肌肉及免疫系統外，尚會破壞皮膚、腎臟、神經系統、

---

[7] 2008. Viral infection and reactivation in autoimmune disease. Chakravarty EF. Arthritis Rheumatol 58:2949－2957.

[8] 2016. Herpetic Viruses in Lupus. Kapoor T., Mahadeshwar P. , Bhandari B.et al.Arthritis Rheumatol. 2016; 68

肺臟、心臟及血液系統。

　　所謂「系統性」，意思是指身體各種不同的器官均可能被波及，並有發炎反應引起的紅、腫、熱和痛的症狀。紅斑性狼瘡的症狀遍及全身，一般會容易疲勞，早上起床時有關節腫脹或疼痛，曝曬於紫外線時容易發生皮膚炎。此外，皮膚症狀方面除了口內炎，也會在臉頰和鼻子上出現紅色的皮疹，形狀就像蝴蝶，所以也稱之爲蝴蝶斑。

　　狼瘡有兩種常見的型式表現，除了以上所描述的系統性紅斑性狼瘡之外，還有只局限於皮膚，通常是緩慢進行的環狀狼瘡。

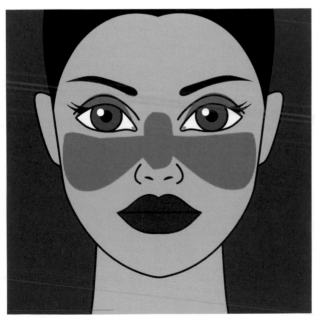

蝴蝶斑圖示

❾　2007. The value of detecting anti-VZV IgG antibody in CSF to diagnose VZV vasculopathy. Nagel MA, Forghani B, Mahalingam R, et al.Neurology 2007; 68:1069-73.

系統性紅斑性狼瘡的病人有全身性的症狀以外，例如在冬天四肢特別在手、腳發生廣範圍的紅、腫、痛甚至水皰，這種狀況就是大眾在冬天也曾經歷過的凍瘡。

　　QTT 幫助筆者在病人早期發生紅斑、丘疹、水皰等症狀時，就可以用細胞學變化檢驗出是否和皰疹病毒有關。治療以後如果效果立竿見影，我們會再做血液檢查，來確定這位病患血液中有沒有自我抗體、腎臟功能有否損傷，或已因腎炎引起蛋白尿或血尿。如果只有皮膚症狀，使用抗病毒藥後及早治癒紅斑，這些病人的症狀就不會持續，其他的器官也不會被波及，更使懷孕時期的年輕女性可以免除此種對生活發生重大影響的疾患。

　　另外，發生於系統性紅斑性狼瘡病人的關節炎、腎炎、凍瘡也可用 QTT 來診斷，因為這些症狀事實上就是皰疹病毒引致的各器官症狀。

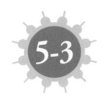

5-3 尋常性乾癬、關節炎

　　皮膚科病症中比異位性皮膚炎病程更長、使得病人受苦更多的是尋常性乾癬。所幸，乾癬的病人數量比起其他皮膚炎的病人較少。然而，倘若沒有及早進行適當的治療，常常會併發關節炎，又或是關節炎患者在沒有得到適當的治療時，也會引發尋常性乾癬。

　　二十世紀末，科學家發現培養單株抗體比起現行的免疫抑制劑，更能有效地抑制各種關節炎的疼痛，因而開啓了生物製劑⑪治療對自我免疫疾病的紀元。

　　然而，二〇〇八年，科學家開始懷疑各種自我免疫疾病，和各種病毒的再活性化及帶狀皰疹病毒的關係⑫。科學家發現，風濕性關節炎、系統性紅斑性狼瘡、潰瘍性大腸炎、小腸的科隆氏病及血管炎的病人在過去及發病以後，特別是治療中會比一般人多出兩倍到十倍的機率，出現帶狀皰疹復發。

---

⑩　僅由一種類型的免疫細胞製造出來的抗體。

⑪　透過生科技術研發的抗體藥物，這些抗體可以在患者體內去中和抵銷那一群失控的發炎因子（或是對抗發炎因子的受體），以期最後能夠終止發炎因子所帶來的負面連鎖反應。

⑫　2008. Viral infection and reactivation in autoimmune disease. Chakravarty EF. Arthritis Rheumatol 58:2949－2957.

另外，二〇一五年的研究證明，三分之一的風濕性關節炎病人血液及關節腔裡面，有單純皰疹病毒的基因，另外有三分之一的病人關節液裡面，有帶狀皰疹病毒的基因存在[13]。但根據二〇一九年十一月針對病毒關節炎的總論，骨科及過敏科的醫生們，對於這些和病毒有關的風濕性關節炎患者，還沒有積極推行抗病毒藥物治療[14]。

　　其實只要能夠抽出一點關節液，就可以和皮膚科醫師一樣，在各醫師的診間實施 QTT。筆者相信，專科醫師們只要常常做 QTT，就能和筆者一樣，經由收集病人的症狀等臨床資料、血液以及 PCR 和細胞診的病理學證據，歸納出適當的抗病毒療法。如此，可以取代現行僅止於治標的治療法，進而開始去除致病因子。這種治本療法能夠即早停止病變引起的疼痛，以及關節變形引致無法忍受之苦痛，改善生活品質。更重要的是，受病毒感染的細胞如繼續在關節腔堆積，會引起更嚴重的免疫反應，更可能讓這些病毒感染其他細胞，使其如皮膚病變一樣併發其他內臟的疾病。

[13]　2015. Occasional presence of herpes viruses in synovial fluid and blood from patients with rheumatoid arthritis and axial spondyloarthritis. Burgos R, Ordoñez R, Vázquez-Mellado J et al, Clinical Rheumatology Volume 34, Issue 10, pp 1681－1686.

[14]　2019. Nov 12, Viral Arthritis. Medscape Updated.

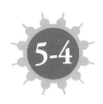

5-4 各種致死性血管病變

　　在過去的十數年間，神經內科專家已經發表非常多帶狀皰疹病毒會引起血管病變，使病人發生半身不遂的論文，而且這種病毒會因為慢性持續的病變而引致動脈瘤、腦出血及蜘蛛網膜下出血，另外也會導致血管炎、動脈軟化，引致腦血管的解離。腦血管發生解離到一定程度時候會發生破裂，造成致死率相當高的疾病，或者引起嚴重的運動神經麻痺、半身不遂等後遺症[15]。

　　筆者也在同樣一段時間經由 QTT 證明，很多從出生以後在皮膚發生的各種形態之水皰丘疹等皮膚疾病，事實上大多是因為帶狀皰疹再發引起的。由於出生八個月以前的嬰兒有母親經胎盤或母乳中得來的 IgG 抗體[16]，所以發生的都是局部性的皮膚病變。滿一歲的幼兒現在已經規定要施打水痘疫苗。水痘疫苗是可以防止全身性的水皰，但是事實上水痘帶狀皰疹仍然是會因季節的變換、夏天的日曬及發汗、冬天的寒冷乾燥發生再活性化。因為有打過預防針的小孩已經不會再發

[15]　2014. Varicella zoster virus vasculopathy: clinical features and pathogenesis. Nagel MA. J Neurovirol. Apr;20(2):157-63.

[16]　2010. The changing seroepidemiology of varicella in Japan: 1977-1981 and 2001-2005. Ueno-Yamamoto K, Tanaka-Taya K, Satoh H, et al: Pediatr Infect Dis J. 29(7):667-9.

生全身性的水皰，所以到現在為止教科書都記載第二次發生的會是局部性而且伴隨著神經痛。

另外，神經內科醫師的重要的報告及結論告訴我們，帶狀皰疹病毒跟單純皰疹病毒本來就是在神經細胞及保護神經纖維的許旺細胞內潛伏，並依情況在軸索內離心性或向心性移動[17]，並證實皰疹病毒會在我們無法看到的皮下組織或者內臟神經系統裡面，造成各種血管病變及疾病。神經內科的醫師必須依病人的症狀給予適當的血液，及各種影像檢查來確定病變的部位才能加以治療。二○○七年用免疫染色解析出這些皰疹病毒感染細胞，最先是出現在大血管的外層，然後慢慢進到中層破壞其平滑細胞，最後再進入內層破壞內彈性層[18]。為什麼血管變化會由外層開始發生？那是因為控制血管的收縮及擴張正是由分布在血管外層的神經來控制。

筆者十五年來在 QTT 中，很清楚看到神經纖維旁邊的許旺細胞及神經本身被皰疹病毒破壞的情況。被破壞以後就需要特異性抗體在 T 淋巴球的幫助下和被感染細胞結合，慢慢去除這些已經被感染的細胞。這個時候，全身的神經也像我們在皮膚看到一樣會有各種免疫反應，而在血管周圍時可能造成血管病變。所以這些血管病變，通常是在帶狀皰疹或者單純皰疹發生後一段時期才發生症狀。

---

[17] 2015. Axonal spread of neuroinvasive viral infections. Trends Microbiol. Matthew Ptaylor and Lynn W Enquist. May; 23(5): 283－288.

[18] 2011. Varicella zoster virus vasculopathy: analysis of virus-infected arteries. MA Nagel , I Traktinskiy and Y Azarkh et al. Neurology. 2011 Jul 26;77(4):364-70.

皮膚科醫師現在很幸運，只要 2 分鐘，就可用 QTT 早期診斷並治療皰疹病毒的再發。最常在教科書上看到的描述是，一般人員就有對皰疹病毒的抵抗力，所以皰疹病毒通常是在接受癌症治療，或先天性抵抗力較低的人身上反覆發生。根據我這十餘年的經驗，有足夠抵抗力的個體（即一般正常人）是利用 IgG 抗體把皰疹病毒關在細胞裡面然後再經由免疫反應，將這些已被占領不需要的細胞去除，從而減少病毒感染細胞以維持健康。自從做了 QTT 以後，筆者每天都看到這樣的狀況，因為傳統的病理學檢查無法看到這種細胞學上的證據，很多疾病到現在只能看到細胞免疫反應的現象，但是都找不到引起細胞免疫反應的元凶。事實上人類的免疫系統經過一千年的鍛鍊，已經能夠不斷地把皰疹病毒經過神經纖維的周邊細胞，慢慢地搬離重要內臟，如腦、心臟、肝臟等排出到皮膚、皮下組織、腸胃道及脊髓液等體腔液中。

在休息足夠的正常狀況之下，個體會慢慢地進行這樣的工作，所以皮膚表面看不到任何皮疹。但是若因為睡眠不足體力透支及溫差變化極大時，免疫力壓抑皰疹病毒繁殖的能力不夠，皰疹病毒就會增加，而身體就命令免疫系統派出更多的免疫細胞，如中性球、酸性球、淋巴球，由血管中到達皮下組織的病變來加緊工作，造成常常看到的水皰、丘疹及皮膚炎病灶。如果我們好好早期治療這些皮膚出現的病變，事實上是可以減少體內的皰疹病毒，同時防範嚴重後遺症，減少皰疹病毒引致的血管病變等。

舉個例子來說，出生一個月內就在嬰兒臉上發生的皮膚病變，若只用現行療法，雖然表面會因為類固醇外用藥而呈現正常的皮膚，但是極有可能皰疹病毒感染細胞只是累積在皮下組織，造成往後的血管、神經病變。

　　筆者這十數年臨床病徵及細胞學檢查的結果也證實了這些狀況。

| 滿一歲幼兒施打水痘疫苗 | 季節變化夏季日曬發汗冬天寒冷乾燥 | 再活化：局部性伴隨皮疹和神經痛 |

現今施打水痘疫苗之後，水痘發生的情形

| 大血管外層 | 中層破壞平滑細胞 | 內層破壞內彈性層 |

皰疹病毒於血管中產生病變的順序

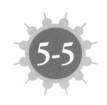

5-5 糖尿病與帶狀皰疹

　　在各種會降低身體抵抗力的疾病患者之中，最需要注意的就是年年增加的糖尿病病患。糖尿病患會因為高血糖而引致血液中的白血球機能降低，並引起血流障礙，造成白血球無法快速地到達病變處，而降低對各種病原體的抵抗力。

　　另外，糖尿病的病患如果已經合併末梢神經障礙的話，常常在四肢、尤其是先端有麻痺的感覺，所以對於帶狀皰疹初期發生的疼痛會較易忽略，因此發現時往往已擴散得相當嚴重，不僅不容易治療，而且留下帶狀皰疹後神經痛的機率會比一般人來得高。

　　除了需要注意帶狀皰疹之外，糖尿病病人的單純皰疹的再活化也會比較頻繁，因此糖尿病罹患者常常也是皰疹病毒再活化的高危險群，須多加注意。

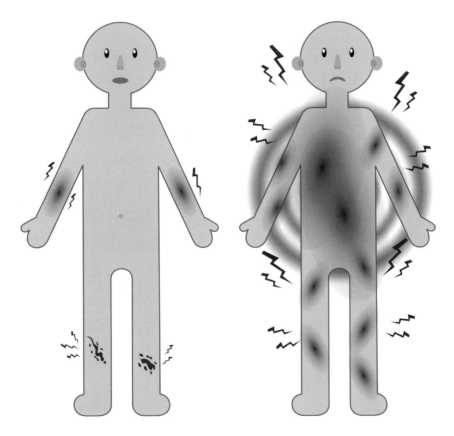

圖 1 糖尿病患合併末梢神經障礙，於帶
狀皰疹初期，易忽略疼痛。

圖 2 當後期帶狀皰疹病毒擴散嚴重，併
發神經痛時，已不易治療。

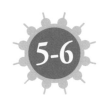

5-6　癌症、免疫不全與帶狀皰疹病毒

常常會有病人在筆者解釋體內皰疹病毒 IgG 的抗體價數值時，問道：「我為什麼抗體數值還這麼高？沒有辦法完全根治皰疹病毒嗎？」

事實上，皰疹病毒的存在對人體的免疫系統運作有著重要的地位。人類因為有著優秀的免疫系統，因此得以監視、抵抗、壓制皰疹病毒的活化，但同時，身體也需要皰疹病毒作為刺激免疫系統活動而存在，透過近十年陸續出現的論文愈發能證明這項說法。以腦瘤患者為例，大多數腦瘤病人體內沒有皰疹病毒 IgG，或 IgE 抗體極低，而保有適量抗體的人，得到腦瘤的機會較低[17]。人類身體也因此記住了這項機制，於是皰疹病毒與人體免疫系統間這層關係，也透過遺傳而承繼了下來。

看到這邊，或許讀者會有疑問，那為什麼還要用抗病毒藥物來治療病毒呢？因為我們的免疫系統雖然已經可以在我們不知不覺的狀況下，監視著體內的皰疹病毒感染細胞以及癌細胞，但是如果皰疹病毒突然增加，無法有效抑制，就會發生免疫反應，這時候就會造成前文敘述的各種皮膚病。因此，當皰疹和癌症一樣有症狀出現的時候，就表示皰疹病毒過多，當然需要早期診斷治療，而治療的目標是讓症狀消失，而非將體內的病毒及抗病毒抗體趕盡殺絕。

皰疹病毒功效	皰疹病毒治療
刺激免疫系統活動	控制病毒數量
使體內具適當抗體	非趕盡殺絕

　　保持健康長壽最重要的，是將自然抵抗力維持在一定程度上。每個人與生俱來的自然抵抗力都不同，就算是抵抗力比較強的人，如果因生活過度忙碌、睡眠不足，又或者精神壓力過大，抵抗力也會極度下降，進而引發皰疹病毒再活化或者導致重症。

　　現今，科學家已經證實，因各種自我免疫性疾病（膠原病）接受免疫抑制劑治療的病人及癌症、白血病的治療都會造成免疫力下降、增加皰疹病毒病變的反覆發生，尤其是愛滋病患在發病初期以及接受治療的期間，都伴隨著皰疹病毒的頻繁再發。所以，除了抗愛滋病的病毒藥物以外，愛滋病患幾乎都需要長期服用抗皰疹病毒藥物。很多論證也都證明了，皰疹病毒藥物可以降低愛滋病患血液中愛滋病病毒量。

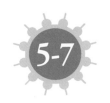

5-7　失智症

單純皰疹病毒的結構

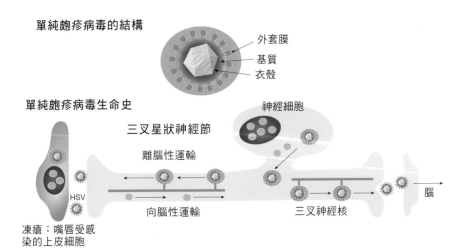

外套膜
基質
衣殼

單純皰疹病毒生命史

神經細胞

三叉星狀神經節

離腦性運輸

向腦性運輸

凍瘡：嘴唇受感
染的上皮細胞

HSV

三叉神經核

腦

　　上圖說明了單純皰疹的構造，以及其進入人體後，單純
皰疹病毒的生活史。皰疹病毒雖然被描述成大多潛伏於神經
細胞裡面，但事實上，我們的免疫系統無時無刻都被皰疹感
染細胞刺激，產生各種抗體，而且也發揮著免疫力，用 IgG
抗體監控，並慢慢減少病毒感染細胞。二○○○年，科學家
已經證明當免疫力足夠的時候，病毒體會在包圍末稍神經纖

---

[19]　2000. Anterograde Transport of Herpes Simplex Virus Type 1 in Cultured, Dissociated
Human and Rat Dorsal Root Ganglion Neurons. Miranda-Saksena M, Armati P, Boadle
R A et al. J Virol. 2000 Feb; 74(4): 1827－1839.

維的許旺細胞（Schwann cells）中移動⑩，盡可能讓皰疹感染細胞向人體的周邊移動、離開中樞神經，免得造成中樞神經傷害而引起重大疾病。

這種情況下發生的皮膚病，因為有個體對「皰疹病毒感染細胞發生的免疫反應」，所以呈現皮膚炎的症狀，而不是像教科書上記載的嘴巴及眼眶周圍、臀部、外陰部發生的有痛性水皰。

有水皰的地方我們可用 QTT 清楚的看到，裡面有很多被病毒感染及破壞的細胞，而且因為病毒增加很多，聚集在細胞膜內面準備離開細胞去感染其他的正常細胞，所以可以觀察到厚厚的細胞膜。另外，如果身體的免疫力不夠的話，控制不了突然增加的病毒時這些病毒感染細胞就會如上圖所示，往中樞神經移動到達大腦並在大腦堆積。

英國曼徹斯特大學生命科學院教授伊茲哈奇（Ruth Itzhaki），從一九九一年開始研究單純皰疹病毒與失智症間的關係。她的團隊以實驗證明，神經組織感染了單純皰疹病毒，會促生 β 糊蛋白，而在百分之九十失智症病人腦子的 β 糊蛋白中，該團隊找到了這種病毒的基因。這兩個發現都指向一個可能：單純皰疹病毒是導致失智症的重要因子。這是個好消息，因為罹患了唇皰疹病毒，有現成的抗病毒藥可以治療，例如無環鳥苷（acyclovir）。伊茲哈奇的團隊所做的實驗，顯示動物感染了 HHV-1 之後，以無環鳥苷治療能減少 β 糊蛋白的量，以及失智症的其他特徵。然而，伊茲哈奇教授努力了二十五年仍然找不到基金及藥廠來做臨床實驗，更甚者，她

最心愛的丈夫離世前五年也罹患了失智症。伊茲哈奇教授也證實了人上了年紀，一旦免疫力差了，這種皰疹病毒會進入腦子潛伏。尤其身心脆弱之時，如生病、憂鬱，引起抑制皰疹病毒力量不足，病毒就活躍起來，病毒反覆活動，β 糊蛋白在腦子裡不斷堆積，結果就是失智症。

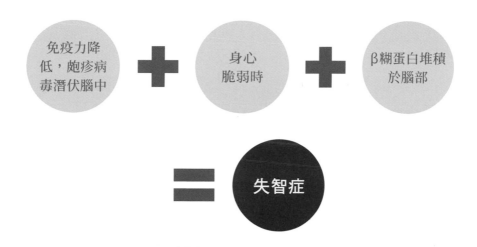

這些偉大的研究結果再加上我這十數年來，從新生兒到年老者的皮膚診療及細胞學檢查之經驗不謀而合。目前為止，最讓人擔心的，是皮膚科病人所發生的皮膚炎大都未被診斷成需要服用抗病毒藥的病變，而只施以紅、癢、痛的症狀治療，久而久之，這些繼續增加的病毒體就隨著年齡的增長，聚集在大腦細胞裡面，當大腦裡面被病毒感染的細胞越來越多，可能就造成各種大腦機能不足而引發了失智症。

因此，失智症的預防從您第一次罹患皰疹病毒引致的皮膚病時就可以開始。

根據我四十年皮膚科醫師的經驗，超過百分之九十的人生下來就有由母親體內帶來的皰疹病毒及母親體內的抗體。只要抗體發揮恰恰好的功能，幾乎不會感覺到皰疹病毒所造成的問題。

　　然而，日積月累下，皰疹病毒感染細胞仍然會逐漸在各種神經組織增加，如果中樞神經的皰疹病毒感染細胞增加到某一個程度，就有可能發生「失智症」而影響上了年紀的生活品質。

　　有經驗的皮膚科醫生可以在皮膚上找到和皰疹病毒有關各種皮膚病變，及早治療不僅可以免除皮膚病的痛苦，還可以抗老、凍齡，進而預防失智症的發生。

　　十幾年前神經內科、免疫科及血管外科的醫生都先後發現，皰疹病毒和許多現在還被認為是原因不明的慢性發炎疾病有相關，因此我們可以期待醫療界在此方面持續精進治療方法，帶領我們走向減少失智症罹患率的美好未來。

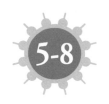

5-8　新冠肺炎與皰疹病毒

　　近年讓世界最震撼的事件是二〇一九年十二月底，中國武漢發生了人傳人的新冠肺炎（COVID-19，武漢肺炎）。台灣基於二〇〇三年，傳自中國的 SARS 肺炎而來的慘痛教訓，對於各種人傳人的感染疾病已經有完備的法規及 SOP，迅速組成國家隊製造所需的醫療用口罩及醫療人員的防護用品，是世界上超前部署，最早開始疫情防禦的國家。

　　由於這次的人傳人的世界性疾病，一開始的病變是以肺炎、輕症感染居多，但是因為傳染力強，在台灣已併入公共衛生管理，隔離有接觸史者，以達成疫情控制。

　　新冠肺炎感染者有百分之二十會發展成重症呼吸不全，到了同年三月更有報告記載病人出現沒有嗅覺、失去味覺。那時候筆者就警覺到，也許和愛滋病病毒一樣，這兩種病毒同屬單鏈的 RNA 病毒，或許可能如同愛滋病一般，會發生帶狀及單純皰疹病毒引致的皮膚症狀。

　　四月二十號左右，由西班牙皮膚科醫師報告得知，有一些感染新冠肺炎的病人會在四肢的末端，尤其是手腳發生凍瘡樣的有痛性皮疹，以及全身的散布性丘疹紅斑。這些病人的皮疹型態，和我每天在診所看到的皰疹病毒引致的皮膚病變型態幾乎相同。當然合併於病毒感染的皮膚病，是病毒在皮膚引起的「免疫反應」，所發生的皮疹型態大多大同小異，

但是只要病變上有水皰膿皰，就可以利用 QTT 來診斷。或許，我們也可以用現在已經使用於愛滋病的皰疹病毒抗病毒藥，來減輕新冠肺炎病人的症狀呢？

　　併發皮膚病變的新冠肺炎病人在日本並沒有引起討論，但是歐美各國病患的人數仍然急速上昇，其中傳染速度非比尋常的快，美國病人數已逼近四百萬，除了隔離開始的太晚，防護措施不夠之外，是否還有什麼既存因素會造成這樣的情況？

　　由最新的論文追溯到控制身體維持正常狀況的各種調節系統中，找到了各種證據：首先，新冠肺炎除了經由飛沫快速人傳人以外，還具備找到皰疹病毒潛伏於肺及神經系統、內臟的細胞。人體內皰疹病毒潛伏越多的細胞，其細胞內一種稱爲物質 P 的神經傳導物質就越多[20]。身體爲了控制物質 P 便會引致以下發炎反應：血管擴張刺激身體產生越來越多的血管收縮素轉化 ACE2，以便分解所增加的物質 P。而新冠肺炎病毒已被證實是用表面的 S 蛋白嵌入細胞膜上的 ACE2 受容體進入人體細胞[21]。進入細胞核以後又因爲裡面已經有潛伏的病毒，不僅細胞被命令開始製造新冠肺炎病毒的後代，更刺激了本來潛伏的皰疹病毒基因增殖，因此演變成兩種疾病。

---

[20]　2020. Elevated serum substance P during simian varicella virus infection in rhesus macaques: implications for chronic inflammation and adverse cerebrovascular events. Bubak AN., Traina-Dorge V, Como CN et al. J. Neurovirol. 26, 945－951

[21]　2021. Expression of the SARS-CoV-2 receptorACE2 in human heart is associated with uncontrolled diabetes, obesity, and activation of the renin angiotensin system. Herman-Edelstein M, Guetta T, Barnea A et al. Cardiovasc Diabetol 20, 90.

有皰疹病毒潛伏之細胞膜上具較多的 ACE2 受容體，讓新冠肺炎病毒如虎添翼、快速地破壞肺及其它器官的細胞，讓肺及神經血管等系統也失去功能，造成極高的死亡率，同時細胞破壞引致物質 P 的上昇也造成不易治療的細胞激素（cytokine）風暴。

準備這本書的同時，筆者正撰寫論文建議歐美應比照愛滋病經驗，加上 QTT 及皰疹病毒抗體檢查，來測定新冠肺炎病人是否有因為皰疹病毒引起的症狀。如果結果是陽性，就應開始使用效果已被證明的皰疹病毒藥物來治療因新冠肺炎所引致的第二個疾病。

另一方面，筆者也預測了新冠肺炎不會在短期內被控制，因為帶狀皰疹病毒抗體陽性的病人超過百分之九十；單純皰疹病毒超過百分之六十，那就表示，有如此高比例的皰疹病毒帶原人口即將成為新冠病毒攻擊的目標。所以，筆者鄭重呼籲，診斷非典型的皰疹病毒引致的皮膚病及其治療是非常重要的，因為每一次的抗病毒藥物治療都可以減少潛伏在人體內的病毒感染細胞，不僅以後不會再發皮膚病而且也間接減少容易被新冠肺炎病毒侵入的細胞。

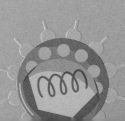

第六章

帶狀皰疹的預防、
治療與迷思

近年越來越多的研究證據指出，皰疹病毒與失智症間密切的關係，感染皰疹病毒後導致失智症的風險大增不再是危言聳聽，然而當大多數人都潛伏有皰疹病毒的情況下，控制皰疹病毒不增殖，就是預防失智最佳的手段。

那麼，大家是否了解到我們早已身處帶狀皰疹逐漸成為國民病的社會現況？又是否了解，究竟有那些手段可以幫助我們有效預防甚至控制皰疹病毒的增殖呢？

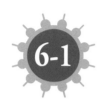 ## 6-1 帶狀皰疹病例正逐年增加

根據二〇一七年健保申報資料統計，全國帶狀病毒皰疹的患者約有二十四萬人。歌星葉璦菱、主持人曾國城曾公開說明自身經歷帶狀皰疹的切身之痛，其引發的神經痛令他們難以忍受。這樣的說明證實了帶狀皰疹引起的神經痛之恐怖，如果不及時治療更會引發帶狀皰疹後神經痛，嚴重影響生活品質及工作效率。在這些有名人士現身說法之下，二〇一八年衛福部公布，自十二月起放寬全身性抗皰疹病毒藥物，預計將有五十萬人受惠。

衛福部的措施告訴我們，帶狀皰疹需要早期診斷及早期治療。事實上，治療帶狀皰疹的抗病毒藥物是在一九九〇年以後才有處方，又因發病初期的症狀像似蚊蟲咬、未到劇痛的程度，使得大家都以為會自然痊癒。

全民健保實施以後，到醫院就診的機會增加，皮膚科醫生的診斷及治療經驗也隨之增加，所以接受治療的病人也呈現增加的趨向。

　　數位時代大家工作緊張，下班以後的休閒活動也增加，所以睡眠不足的情況之下，潛伏在體內的皰疹病毒無法由免疫系統順利地除去而增殖時，就出現帶狀皰疹。帶狀皰疹病例數攀高應該是和現代生活型態的改變有極大的關係。

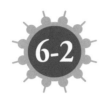

6-2 帶狀皰疹可以透過疫苗來預防

帶狀皰疹如何預防？打帶狀皰疹疫苗有用嗎？

二〇〇四年，台灣水痘疫苗開始公費全面施打，如果你是在二〇〇四年之前出生的，有很高的機率（超過百分之九十）得過水痘，許多人都可能有水痘病毒潛伏在身體的神經節中。換句話說，多數的台灣成人都是可能發生帶狀皰疹的。這個疾病跟年齡、免疫兩大因素最有關，年齡是我們無法控制的，但讓自己保持正常的免疫力倒是可以努力。

為了增加免疫力，日常生活必需要注意：

1. 時間作息要規律，避免熬夜。

2. 儘量降低生活與工作的壓力。

3. 正常飲食、避免刺激性食物、均衡攝取各類營養素。

此外，帶狀皰疹疫苗也是預防發作的一種方法。目前國內使用的帶狀皰疹疫苗，是水痘的活性減毒疫苗，可以避免帶狀皰疹的發作，年滿五十歲以上的民眾可以考慮自費施打，一劑的費用大約在 6000 元左右。對於帶狀皰疹正在發作的患者來說，施打疫苗並沒有幫助，但對於患過帶狀皰疹的患者，施打則可降低再復發的機率以及復發時的神經痛。基本上，多數民眾都可以安全施打疫苗沒有大問題，但免疫力特別低下的患者，則不適合施打此減毒疫苗。

下面列出不適合施打疫苗的族群，讓大家參考：

- 對此疫苗的任何成分（包括明膠）產生過敏反應。

- 曾對新黴素（泡製後的疫苗每劑含有微量的新黴素）產生過敏／類過敏反應。另外，新黴素過敏常會出現接觸性皮膚炎。不過，因使用新黴素而發生接觸性皮膚炎的病史，並非接種活性減毒疫苗的禁忌。

- 因下列疾病而呈現原發性或後天性的免疫不全狀態：急性與慢性白血病、淋巴腫、其他會侵犯骨髓或淋巴系統的疾病、愛滋病所引起的免疫抑制、細胞性免疫功能不全。

- 免疫抑制治療（包括高劑量的皮質類固醇）：不過，並不禁用於正在使用局部外用性及吸入性副腎質類固醇或低劑量之全身用副腎皮質類固醇的患者，或是腎上腺功能不全需要補充副腎皮質賀爾蒙的患者。

- 未經治療的活動性結核病。

- 懷孕。

日常生活應注意
・避免熬夜、規律生活
・降低精神壓力
・飲食均衡

以下不宜注射疫苗
・有過敏反應者
・對新黴素過敏者
・原發性或後天性免疫不全
・免疫抑制治療當中
・未治療的活動性結核病

帶狀皰疹是常見，而且特別容易發生在年長者身上的神經系統皮膚疾病。有效預防帶狀皰疹發作，以及避免發作後的後遺症，是大眾與醫護人員共同努力的目標。

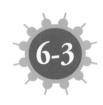

6-3 注意身體接觸感染

　　醫學證實，帶狀皰疹及單純皰疹會經過親密的接觸而傳染。帶狀皰疹通常是在身體的某一部分發生抽痛、刺痛使人懷疑是因為肌肉使用過度、五十肩或落枕引起的神經痛，大約在一個星期以後才會在皮膚表面出現水皰。

　　因為親密接觸引起的接觸傳染，則是在有水皰的時候才會發生。不僅臉上發生水皰時要避免親吻，帶狀皰疹更常常是發生在胸、腹部及四肢，此時也要避免不要和家人尤其是幼兒共浴。單純皰疹因為常常發生在嘴唇上、嘴角、臉頰及眼瞼，所以有發病的時候要避免和家人親密接觸及親子間、夫妻間的親吻，以免傳染給家屬讓他們也受病痛。

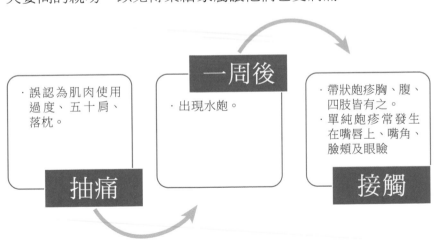

皰疹接觸傳染途徑

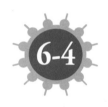 **關於帶狀皰疹的迷思**

　　爲什麼帶狀皰疹會被稱爲皮蛇呢？那是因爲我們的周圍神經是由脊椎骨的兩邊由背後繞到身體前方。

　　我們可對照下表與圖片，檢視與脊髓神經相對應的皮膚範圍。皮膚科醫師便很常根據病患帶狀皰疹的部位，了解是哪一個皮節受到病毒侵犯。

鎖骨 C5	乳頭 T4	下肢的前方與內面 L1, 2, 3, 4
上肢的側面 C5, 6, 7	劍突 (xyphoid process) T6	足部 L4, 5, S1
上肢的內面 C8, T1	肚臍 T10	大腳趾的內側 L4
大拇指 C6	腹股溝、鼠蹊部 T12	下肢的後方與外面 S1, 2, L5
手部 C6, 7, 8		足部側面與小趾 S1
無名指與小指 C8		會陰部 S2, 3, 4

脊神經與皮膚關係對照表（C 爲頸椎，T 爲胸椎，L 爲腰椎，S 爲薦椎）。

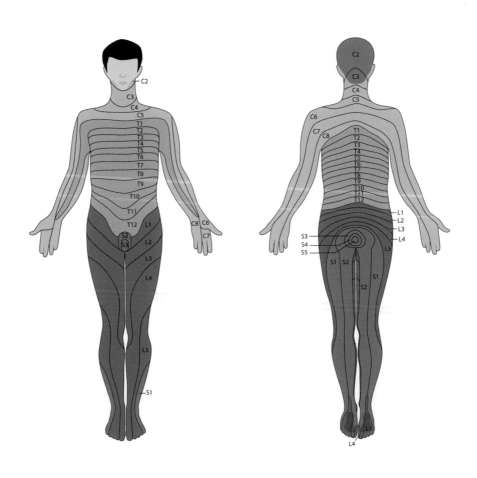

脊神經與皮膚關係圖。每條脊神經都延著皮膚繞到身體前方。

帶狀皰疹就是經過幾天疼痛以後，沿著周圍神經的走向出現在皮膚造成數個病徵，就好像從身體裡面慢慢浮現出來的「一條蛇」。在沒有抗病毒藥物的時候有些人觀察到，被這條「蛇」繞了身體一圈的人大多不久人世。

事實上，在第五章即說明過，身體的免疫系統會把皰疹病毒向周圍神經的末端移動，並且把皰疹病毒感染細胞集中至某個神經節，因此有正常免疫力的人通常只會發現在身體的一邊，而不會有兩邊同時發生的情況。但是有先天免疫不足的病人、或者因為需要抑制免疫力的藥物來治療本身疾病的人，就有可能發生「皮蛇繞身」。這些人是因為本身的疾病引起的免疫力不足夠才發生「皮蛇繞身」的情況，會不久人世是本身的疾病造成，而不是因為帶狀皰疹而去世的。

因皰疹沿著周圍神經的走向出現且伴隨神經痛，至今尚有民眾會嘗試民俗療法「斬蛇」。其做法有的是先在患者身上找出皮蛇的眼睛，確認帶狀皰疹蔓延的方向，再持硃砂筆邊念咒邊圈住皰疹；有的則是一邊持刀或木劍、一邊念咒語，並作勢在患者身上比劃、斬砍動作，象徵斬斷蛇頭，並提供草藥供民眾塗抹患部。

因為有這樣的傳說，又常有因慢性神經痛而痛不欲生的人，加上可用於發病初期治療、減輕神經痛的抗病毒藥物也是直到最近十年才問世，因此也讓大家對於帶狀皰疹聞之色變。

在知識水平提升許多的今日，大部分讀者相信也發現「斬蛇」是很難治癒帶狀皰疹的，即便在抗病毒藥物普及前，帶

狀皰疹也只能照顧傷口，不再發生二次細菌感染等，待兩、三星期結痂以後恢復原狀。因此，「斬蛇」僅是一種安心療法，並無法真正治癒帶狀皰疹。若相信「斬蛇」，而延誤早期治療的黃金時間，因此留下難以治療的慢性神經痛，反而後悔莫及。

希望大家看完本書以後能清楚的認識到，今日我們已經可以早期診斷並治療帶狀皰疹。這二十年來，在筆者遭遇的病例中，難以治療且後續神經疼痛症狀一年以上的帶狀皰疹個案不超過五例。如不迷信偏方，能正確且盡早就醫診治的皰疹病例多半能夠康復。

最後，再次提醒讀者，自一九一六年起，就已發現並診斷出無皮疹症狀的非典型帶狀皰疹病例，所以當身體的某部分出現持續兩、三天或以上的疼痛警訊時，就應及早就醫診查，確認是否為帶狀皰疹病毒引發的病灶。

結語

　　除了病人給我的啓發及研讀最新醫學論文，事實上我親身經歷的各種疾病也是我最好的老師。

　　記得差不多是診所剛開業五年，約當四十歲左右的年紀，每次看診完後除了燒到 37.5 度到 38 度，還出現容易疲倦等症狀。如同我這樣的中年職業婦女，雖然身體當時並未出現「慢性疲勞症候群」常發生的淋巴節腫脹徵狀，但我依然被診斷爲「慢性疲勞症候群」。

　　幸好從各種醫學書籍發現，身上的症狀和甲狀腺炎吻合，經內科醫師的診斷及影像檢查後，發現爲甲狀腺慢性發炎，因此無法分泌正常濃度的甲狀腺素，需要服用甲狀腺荷爾蒙，並得持續追蹤是否發生甲狀腺癌。

　　到了四十四歲，則發生右顏面神經麻痺，所幸經過帶狀皰疹病毒治療及十天類固醇內服，兩個月後完全恢復。爾後我開始使用「2 分鐘細胞學檢查」檢查病人，並且開始搜尋這些疾病的關聯性。

　　如果控制內分泌的副交感神經有皰疹病毒潛伏、再活性化，所有的內分泌腺（包括甲狀腺）就有可能引起慢性炎症反應，若發生於甲狀腺，就是所謂的甲狀腺炎。與皮膚發炎相同，因爲傳統的病理組織無法看到神經和皰疹病毒感染細胞的關係，所以到現在爲止都還被認爲是原因不明的自體免疫疾病。

　　後十年，我又經歷脊椎神經炎的反覆復發，嚴重的時候

不僅神經痛而且無法舉臂、上下樓梯。然而透過診斷治療病人所累積的經驗，讓我每次都以治療帶狀皰疹抗病毒藥的劑量（一天 500mg 六錠），大約兩天就可以把急性期的症狀控制下來繼續看病。

記憶所及，小學六年級時右面頰曾經發生過紅色的丘疹水皰斑塊，最後是內服某藥房的特效藥才恢復的，這應該是最早的一次皰疹病毒發作徵狀，可惜五十四年前台灣的醫療還在萌芽階段，而且即便診斷出皰疹當時也沒有抗病毒藥物，最後的症狀都是靠內服類固醇壓制下來的，也失卻了早期「治本療法」的契機。

非常幸運地，我從中學就因為看當時的美國電視劇《法網恢恢》因而對醫生的工作內容及日常比其他行業更熟悉。雙親也鼓勵我學醫，才有機會由診治病人回饋到治療自己從小便帶原的疾病。

很開心，今年已經六十六歲了但是精神體力甚至外貌都保持地不錯。更要感謝晨星出版社願意和我合作，希望我記錄在這本書上的一些知識及實際治療的效果，能夠讓皰疹病毒引致的疾病早期確診，治療減少因「治標療法」而長期受苦的病患。有了抗病毒藥物以後有相當多的疾病已經可以開始「治本療法」是這本書最重要的訊息！

皮膚科醫師小傳——
醫師與顯微鏡

　　之所以決定當皮膚科醫師，是因為實習醫師的那段日子。

　　來自於榮總皮膚科王主任的諄諄教誨，那段生涯裡，除了學到該如何用自己的雙眼、雙手來診斷外，使用顯微鏡診斷各種重要皮膚疾病的能力更是實習生涯裡最大的收穫。

　　來到日本熊本大學後，除了臨床訓練，也因在病理學教室完成了單株抗體使用免疫電子顯微鏡研究而獲得了博士學位。

　　開業前十年因病理切片及其製作需要設備及時間，所以暫時離開顯微鏡，但許許多多的病症狀況讓我更強烈感受到，皮膚科診治對顯微鏡的強烈需要。

　　也因此促使我找到只要 2 分鐘就可以在診間使用顯微鏡觀察細胞的檢查法。

透過它，我發現相當多的皮膚疾病並非因灰塵、動植物、氣候變遷等外在環境所引發，而是由潛伏人體的皰疹病毒再活性化引起，也因此可以快速診斷出患者的真正病因，迅速利用抗病毒藥物減少致病因子，達到治本的療效。

　　回顧因與顯微鏡結緣而來的四十年皮膚科醫師生涯，當每位病人們的煩惱能因為我的診療而早日解除，是我職涯中最開心也最自信的時候！

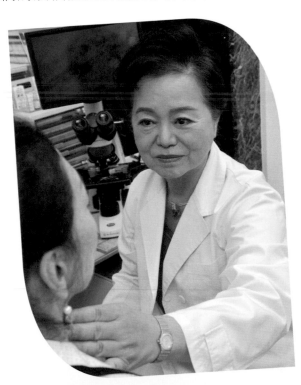

蕭悧悧

2021.11.17

國家圖書館出版品預行編目資料

皰疹最新治療法 / 蕭悧悧著 -- 初版. -- 臺
中市：晨星，2020.12
　　面；　公分. -- （健康百科；54）

ISBN 978-626-320-019-7（平裝）

1.皰疹性皮膚炎

415.723　　　　　　　　　110017720

可掃描QRC
至線上填回函！

健康百科 54　皰疹最新治療法

作者	蕭悧悧
主編	莊雅琦
編輯	林孟侃
美術設計	張蘊方
封面設計	形草

創辦人	陳銘民
發行所	晨星出版有限公司
	台中市西屯區工業30路1號1樓
	TEL：(04)2359-5820　FAX：(04)2355-0581
	http://star.morningstar.com. tw
	行政院新聞局局版台業字第2500號
法律顧問	陳思成律師
初版	西元2021年12月15日
二刷	西元2022年01月15日

讀者專線	TEL：02-23672044／ 04-23595819#212
	FAX：02-23635741／ 04-23595493
	E-mail：service@morningstar.com.tw
晨星網路書店	http://www.morningstar.com. tw
郵政劃撥	15060393（知己圖書股份有限公司）
印刷	上好印刷股份有限公司

定價 350 元
ISBN 978-626-320-019-7

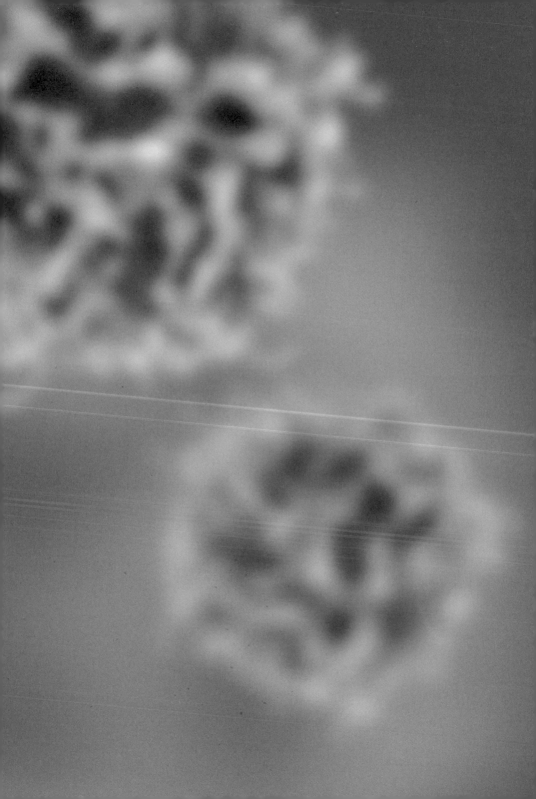

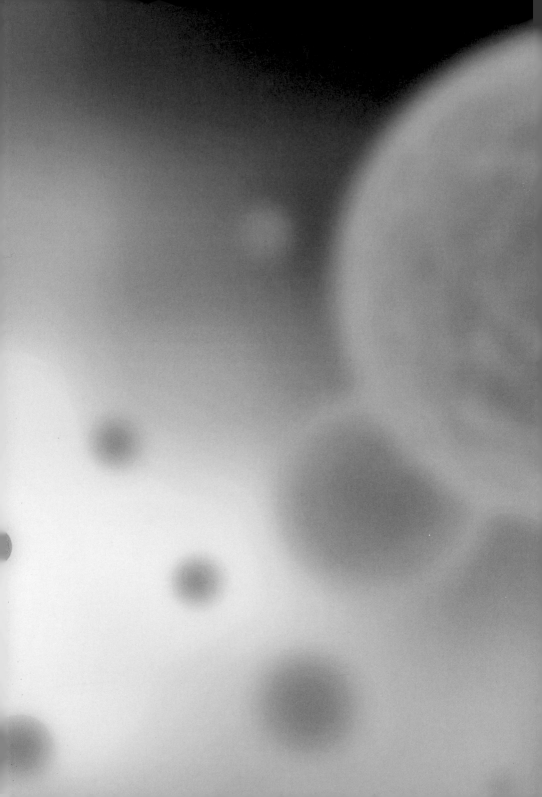